口を診る 生活を読む

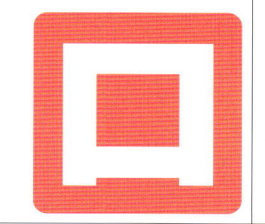

東京都東村山市開業
三上 直一郎 著

執筆協力者
歯科医・東京歯科大学名誉教授
下野 正基

歯科衛生士
伊藤 明子
五十嵐 さゆり
木崎 喜子
小林 美栄
田中 夏樹
中村 しのぶ
見目 香世

歯科技工士
中川 毅

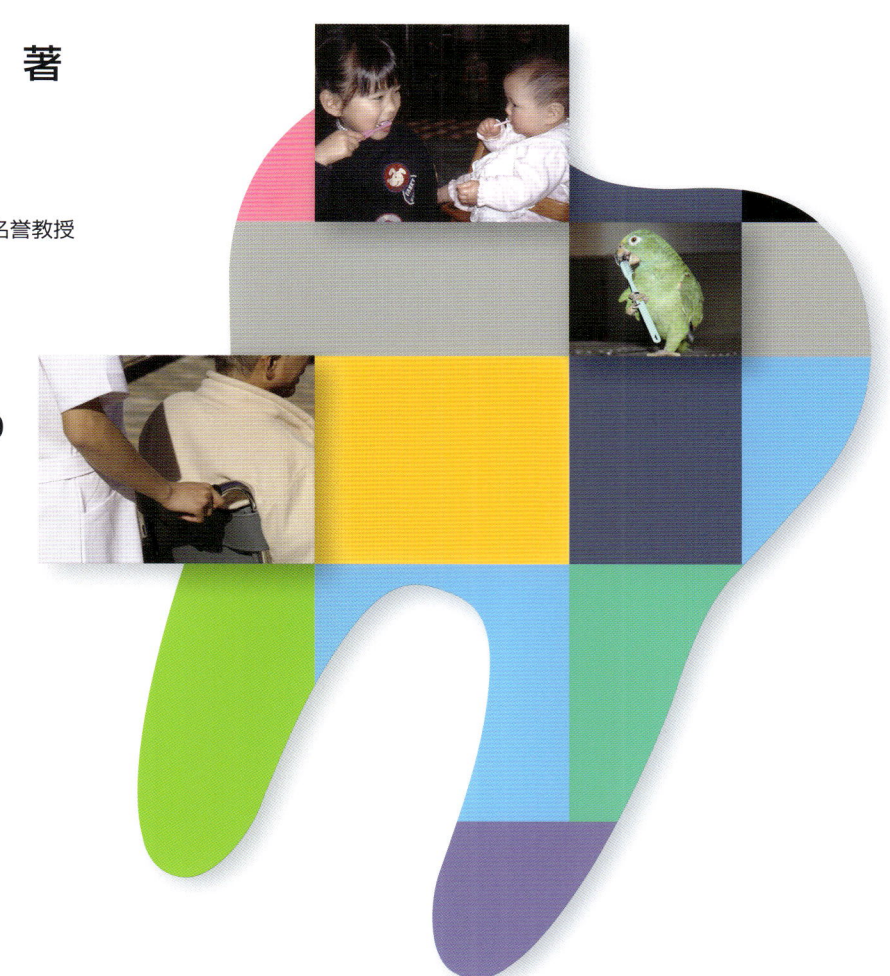

医歯薬出版株式会社

This book was originally published in Japanese
under the title of :

KUCHI O MIRU SEIKATSU O YOMU
(Let's Try to Observe the Mouth and to Consider the Life)

MIKAMI, Naoichiro
  Director of Mikami Dental Clinic

©2015   1st ed.

ISHIYAKU PUBLISHERS, INC.,
  7-10, Honkomagome 1 chome, Bunkyo-ku,
  Tokyo 113-8612, Japan

はじめに

　歯科臨床に携わって40年，東京の郊外に医院を構えて37年が過ぎました．振り返ってみると，実に多くのことを患者さんから教えられたことに気づかされます．私もスタッフも，患者さんとともに育ち，育てられてきました．その過程は，「共生・共育」という言葉で表現するのにふさわしいものだと思います．

　開院以来，「予防に根差した歯科医療」を目指し，ブラッシングを入り口に，患者さんのセルフケアの確立を目標にして，診療を続けてきました．治療も指導も，セルフケアをベースに組み立ててきました．

　そうした日々のなかで気づいたことの一つは，長くおつきあいしてきた患者さんをみてみると，セルフケアが確立した方の予後はよいということです．当たり前と思われるかもしれませんが，患者さんが高齢になり，たとえ認知症になったときにも，その傾向に変わりはありません．

　私たちが歯科臨床で多くの時間を費やしているむし歯も歯周病も，慢性疾患であり，生活習慣病です．病態だけを診て指導や治療をしていたのでは，再発を繰り返し，病状は安定しません．安定させるためには，患者さんの生活に目を向け続け，時期を見計らって適切に対応することが必要になります．そのためには，歯科医にもスタッフにも，患者さんの生活を診る目をもつことが求められます．

　ただ，患者さんの生活は一人ひとり異なりますし，セルフケアの自立度も一人ひとり違います．また，一人の患者さんであっても，その生活は，年齢，家庭環境や，おかれた情況によって刻々と変化し続けます．そんなとき，この方にはどういうかかわり方を続けたらハッピーエンドを迎えられるかを，いつも考えてきたつもりです．

　本書では，患者さんとのかかわりから，何を教えられ，スタッフとともどもどんなふうにして育ってきたかという視点から，長期症例の経過を診療室ぐるみで振り返ってみました．そして，口を通したかかわりから，患者さんの生活に目を向け，患者さんの生活を"読む"ことの大切さについて考えてみました．

　私たちの経験が読者の皆様の医院でそのまま役立つとは思いませんが，ここに紹介したさまざまな患者さんとの対応のなかから，少しでもヒントになるものを見つけていただき，日々の臨床の参考にしていただくことができれば幸いです．

2015年4月

三上直一郎

もくじ

はじめに　　3

I編　口から患者さんの生活を読む—Introduction　　7

生活に目を向けることの大切さを教えられた患者さん（Case 1）　　8

II編　歯周病とその背景を診る　　15

1. 歯周病が悪化するとき　　16
(1) 治療が先行した場合（Case 2）　　16
　治療が先行すると患者さんはどう考えるのだろうか？　　18
　セルフケア確立のための指導と治療の流れ　　19
(2) 人生の曲がり角—大きなストレスの加わったとき—（Case 3）　　20
　ストレスは歯周病を進行させる　　22
　病気の発症・進行は外因・内因のバランスで決まる　　23
(3) ブラッシングよりも食事に問題がある場合（Case 4）　　24
　ブラッシング指導の展開—患者さんの問題点の整理の手順—　　26
　DHの知恵袋　指導の結果が思わしくないときの対応のポイント　　27
(4) 患者さんは伝えたとおりに理解するとはかぎらない（Case 5）　　28
　ブラッシング指導とその評価・確認，追加修正の手順　　30
　歯肉退縮の原因　　31

2. 禁煙指導の難しさ　　32
(1) 禁煙のネックはストレスと人間関係（Case 6）　　32
　喫煙者の歯肉の特徴と病理　　34
　喫煙の害　　35
(2) 指導の好機を見極める（Case 7）　　36
　禁煙支援の方法と効果　　38
　DHの知恵袋　禁煙指導のポイント　　39

3. 指導のゴールはセルフケアの確立　　40
(1) セルフケアの自立が歯周病克服の契機（Case 8）　　40
　歯肉・歯周組織の回復・安定化のメカニズム　　42
　歯間乳頭の回復・クリーピングの病理学的背景　　43
(2) セルフケア維持の鍵（Case 9）　　44
　患者さんの目から見ると……　　46
　セルフケア確立への配慮・作戦　　47
(3) 生活改善への意志が芽生えたらゴールが見えてくる（Case 10）　　48
　食事指導に便利な記録・点検表　　50
　DHの知恵袋　食事・生活指導のポイント　　51

CONTENTS

III編　むし歯とその背景を診る　　53

1. 子どものむし歯ができるとき　　54
- （1）成長のターニングポイントで（Case 11）　　54
  - むし歯予防の指導ポイント：できたむし歯を活かす指導　　56
  - DHの知恵袋　年齢に合わせた指導のポイント　　57
- （2）こじれた母子関係から（Case 12）　　58
  - 子どものむし歯予防指導の留意点　　60
  - 指導や治療でてこずる子どもと向き合うとき　　61
- （3）生活リズムの整わない育児環境で（Case 13）　　62
  - むし歯予防のポイント：健康な子育て　　64
  - むし歯と家庭や生活習慣の関係をデータから見ると　　65
- （4）食事習慣の乱れから（Case 14）　　66
  - 「だらだら食い」から「食べたら磨く」への変化で何が起こるか　　68
  - 健康的な食生活の習慣をつくるための育児の指針　　69

2. 大人のむし歯ができるとき　　70
- （1）唾液の減少（Case 15）　　70
  - 唾液の役割と口渇の原因　　72
  - ドライマウスへの対応　　73
- （2）介護ストレス（Case 16）　　74
  - ストレスをためないための10カ条　　76
  - 生活習慣病の発症・進行要因とその予防　　77
- （3）病院生活と闘病生活（Case 17）　　78
  - 根面カリエスの特徴と病理　　80
  - 高齢者の口腔内の特徴　　81
- （4）がん治療の影響（Case 18）　　82
  - がん患者さんへの配慮　　84
  - 面接技法・基本的傾聴法　　85

IV編　自立への気づきを支える　　87

- （1）セルフケアの重要性への気づき（Case 19）　　88
  - セルフケアしやすい補綴物への配慮　　90
  - 咀嚼能力判定表　　90
  - プロフェッショナルケアとセルフケア　　91
- （2）依存からセルフケア自立への行動変容（Case 20）　　92
  - メインテナンスの流れとチェックポイント　　94
  - DHの知恵袋　経過の長い患者さんを担当するときのポイント　　95

もくじ

Ⅴ編　口から全身を診る	97
（1）歯科の指導は慢性疾患対応モデル（Case 21）	98
慢性疾患への対応	100
チームの力	101
（2）認知症になっても，セルフケアが支えてくれる（Case 22〜24）	102
認知症の症状と特徴	104
認知症の患者さんへの対応の基本	105
「地域」は「知域」	105
（3）口は全身の健康・生きることへ向けて開かれた窓（Case 25）	106
あとがき	110

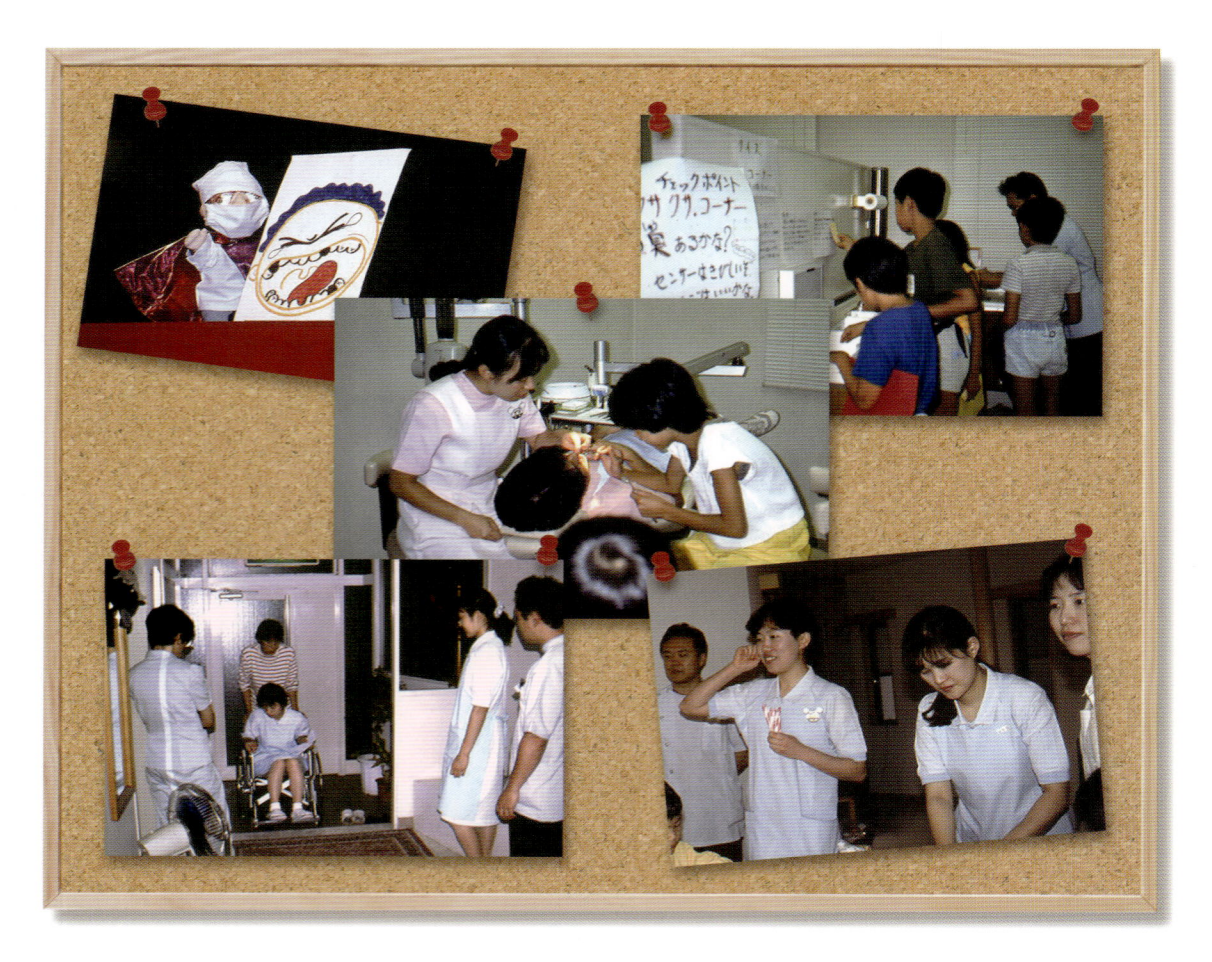

I編　口から患者さんの生活を読む
― Introduction

生活に目を向けることの大切さを教えられた患者さん　Case 1

　はじめに，歯・歯肉の変化の背景にある生活に目を向けることの大切さを教えていただいた患者さんを紹介します．この方とめぐり合うまでは，「治すことは病態を改善することだ」と考え，病態にばかり注目し，治すことに夢中になっていたように思います．

● 病態を改善することが治すことだと考えていた

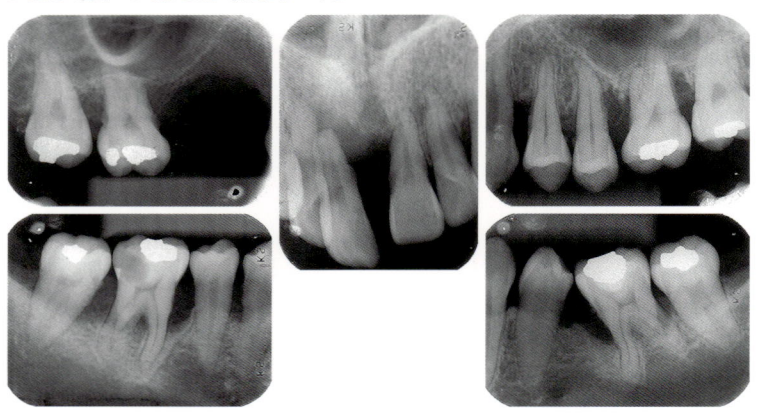

図1　29歳，女性．初診時．1980.2

● 病態改善のため，前歯部はルートプレーニング，臼歯部はフラップオペレーション

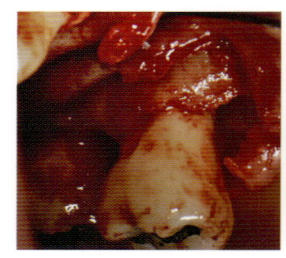

図2　上顎右側臼歯部フラップオペレーション時．1980.7

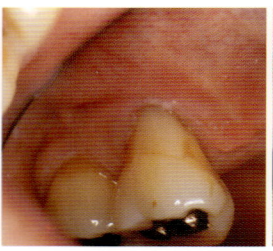

図3　32年後の同部位．2012.6，62歳

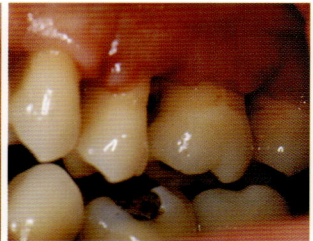

図4　上顎左側臼歯部フラップオペレーションから1週間後．1980.7

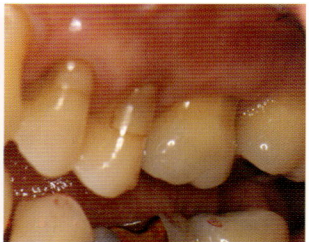

図5　32年後の同部位．2012.6，62歳

● 治療終了から6カ月後，再び歯石が付着

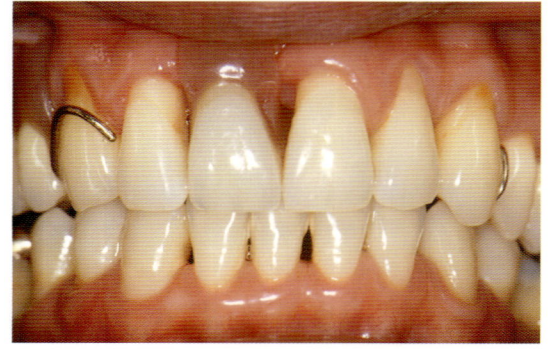

図6　初診から7カ月後．補綴処置終了時．歯周組織は一応落ち着いている．1980.9

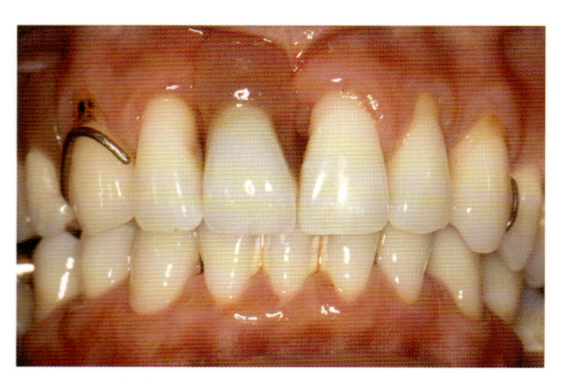

図7　治療終了から6カ月後のメインテナンス時．再び，歯石の付着が見られる．1981.2，30歳

●病態を改善することが治すことだと考えていた

初診は1980年2月．29歳，女性．1歳と3歳の2人のお子さんを育てながら，看護師として働いておられました．

この患者さんが最初に来院されたのは，3歳のお子さんのむし歯治療のためでした．その後，「実は，歯がぐらぐらなので私も診てください」とおっしゃり，治療を始めることになりました．

拝見すると，1｜は動揺度3で，支持骨もなくホープレス．｜54｜はすでに欠損していました．歯周ポケットは上下顎とも臼歯部で6〜8 mm，上顎前歯部は4〜6 mm，下顎前歯部のみ3 mm程度で，年齢の割に歯周病が進行している状態でした（図1）．

●病態改善のため，前歯部はルートプレーニング，臼歯部はフラップオペレーション

お仕事が看護師ということもあり，忙しいだろうと考えて歯周病についてのお話もまともにせず，ブラッシング指導もそこそこに，4回目の来院時から5回ほどで全顎のスケーリング，ルートプレーニングへと駆け足で進めました．その後，再評価もせず臼歯部の全顎フラップオペレーションを行い，早く病態を改善しようと治療していきました（図2，4）．

初診から7カ月後には補綴処置も終了し，歯周ポケットも改善したと判断して，6カ月ごとのメインテナンスに入りました（図6）．

●治療終了から6カ月後，再び歯石が付着

お子さんの健診もあってか，6カ月後，約束どおりメインテナンスに来院してくださいました（図7）．

再び歯石が付着していますが，その割に，歯肉の炎症，後戻りは少ないように見えます．いま見ると，疲れた歯肉ではあるのですが，かなりがんばって磨いている様子がわかります．けれどもその当時は，付着した歯石と歯肉の炎症しか目に入らず，「もう少し時間をかけてていねいに磨いてください」と言ったことを覚えています．

歯周病の原因も，プラークとの関連などもまともに説明もせず，ブラッシングの方法も伝えずに治療を先行させた結果でした．それを患者さんのせいにして，テクニックの確認をし，なお一層の努力を要求するようなかかわり方をしてしまいました．

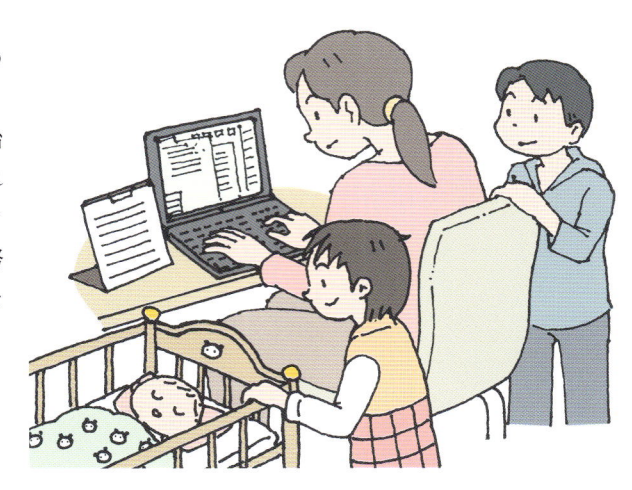

I編　口から患者さんの生活を読む

● 1年後，歯肉は後戻りし，炎症と傷だらけ．それを見ても……

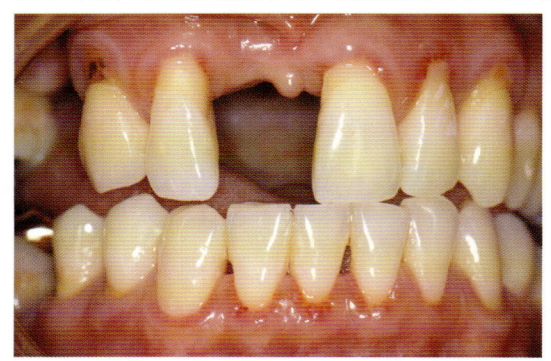

図8　前回の健診から1年ぶりの来院．歯肉は後戻りしていた．1982.4，32歳

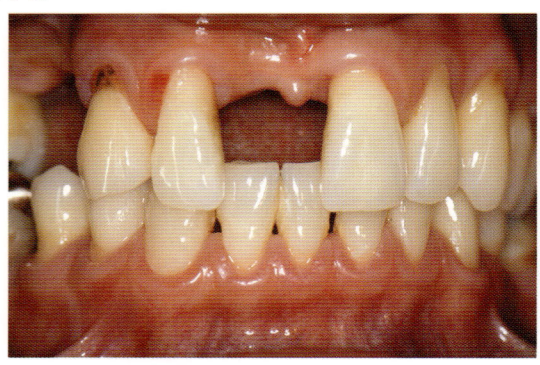

図9　前回の健診からさらに8カ月後．歯肉は安定してきた．1982.12，32歳

●「先生，どこにそんな時間が？」——生活を診る目を！

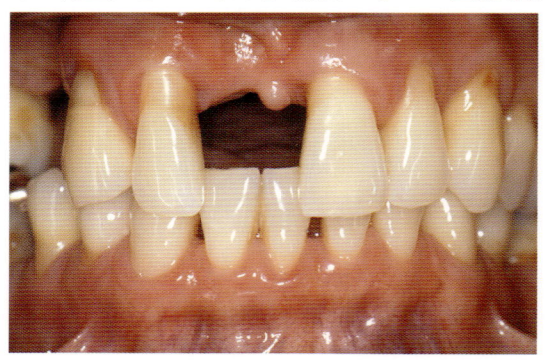

図10　患者さんの言葉から，生活を診る目の大切さを教えられる．1986.4，36歳

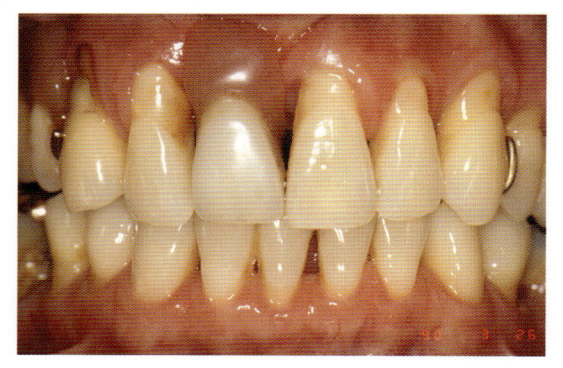

図11　ほぼ定期的に来院．初診から11年．1990.3，40歳

● 生活の情況は刻々と変化する

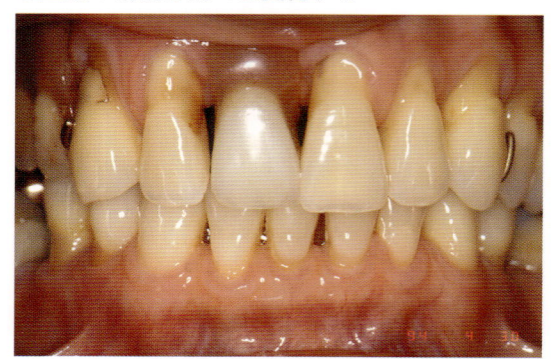

図12　$\boxed{6}$ に根面カリエスができ，治療へ．1994.4，44歳

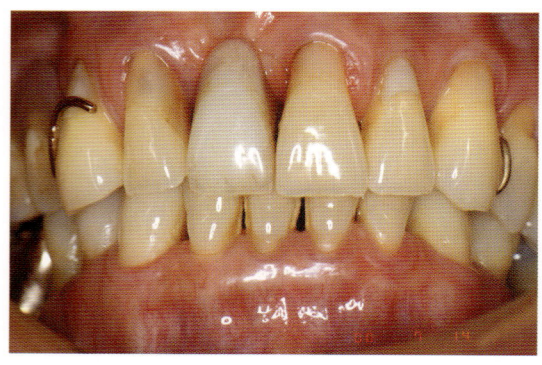

図13　転職後，歯肉にわずかな炎症が認められ，ブリーディングも増えた．2000.7，50歳

10

●1年後，歯肉は後戻りし，炎症と傷だらけ．それを見ても……

　それにもかかわらず，前回の健診から1年ぶりに，生後5カ月になる3人目の赤ちゃんを連れて2回目のメインテナンスに来院してくださいました．下顎前歯部歯肉は傷だらけのうえ，全体に歯肉の炎症が目立ちました（図8）．1年ぶりの健診なので，一所懸命，あわてて磨いた結果だろうと判断しました．

　お子さん3人を抱え，仕事もあるので大変だろうと考えて気遣ったつもりでしたが，患者さんは「大変でしょうけれど，もう少していねいに磨いてください」と，なお一層の努力を求められたと受け止めたようです．このときのプロフェッショナルケアについては，カルテに記載はなく，行っていなかったようです．

　前回の健診からさらに8カ月後，3回目のメインテナンスに来院されたときは，歯肉に傷もなく，ブリーディングテストの結果も改善し，口腔内は安定していました（図9）．少し安心して見ていられる状態になってきました．

●「先生，どこにそんな時間が？」──生活を診る目を！

　その後は，お子さんの健診に合わせ，半年～10カ月の間隔でメインテナンスに通ってくださいました．口腔内は安定し，目立ったトラブルは起こりませんでした（図10）．

　いま見ると，歯肉の退縮が少し目立ってきていますが，当時は気づきませんでした．むしろセルフケアをがんばってくれていると評価していました．患者さんも余裕ができたところで，「先生，3番目の子が生まれたときも『磨け，磨け』と言って励ましてくれたけれど，3人の子育てと，仕事は夜勤も週1回あって，おまけに主人が海外に単身赴任．本当は，どこにそんな時間があるのと言いたかった」と，以前の思いを話してくださいました．

　その言葉から，それまで病態ばかりを診ていて，その背後にある患者さんの生活を診る目がなかったことに気づかされました．慢性疾患・生活習慣病とかかわっていくのに，生活をないがしろにして病態ばかり診ていたのでは，再発したり，悪化するのはむしろ当然でしょうし，患者さんは通院したくなくなってしまいます．大切なことを教わりました．

　その後は，患者さんの家族のことなどもお聞きしながら，口腔内も良好な状態を保ち，穏やかな関係で健診を重ねることができました（図11）．

●生活の情況は刻々と変化する

　その後も定期的に健診に来院していましたが，初診から15年後に，$\boxed{6}$に根面カリエスができてしまいました．下の子も中学生になり，家庭での負担はずいぶん軽くなったのですが，師長になり，仕事面でのストレスがつのっていたようです（図12）．

　その後は大きなトラブルはありませんでしたが，初診から20年，50歳のときに転職されました．歯肉にわずかに変化が認められ，ブリーディングの部位も増えました（図13）．

　患者さんの生活は日々変化します．それに伴って口腔内，特に歯肉は変化します．メインテナンスで大切なことは，病態の把握とともに，その原因を見つけだすことだと思います．歯肉や口腔内に変化が見られたときには，患者さんに尋ねてその原因を探ってみると，案外，生活面での変化からきていることも多いようです．

　定期健診の役割で大切なことは，変化の背景にある問題点を探りだし，その対処法を患者さんとともに考え，改善に結びつけていくことだと思います．

Ⅰ編　口から患者さんの生活を読む

●仕事を離れ，時間に余裕が……

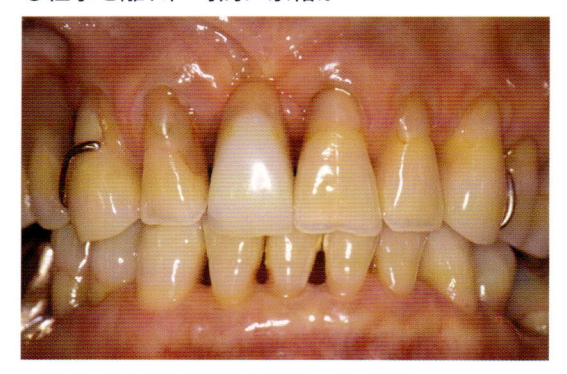

図14　2年前に早期定年退職，パート職へ．2011.10，61歳

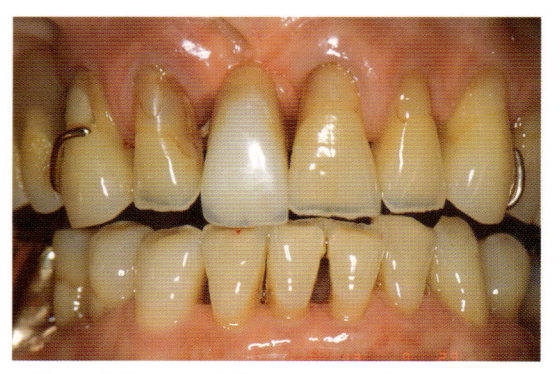

図15　初診から33年後．2013.7，63歳

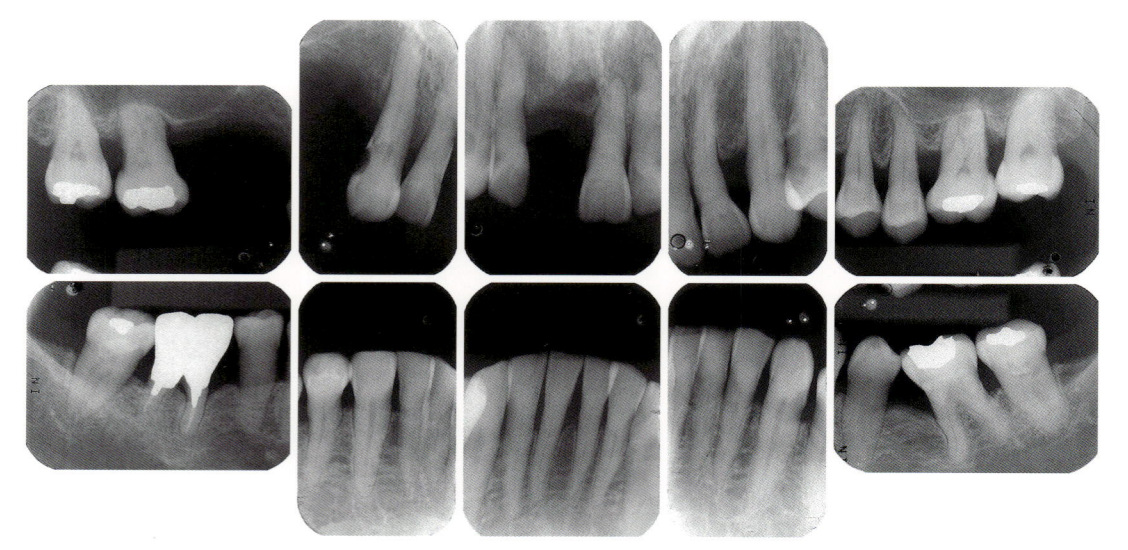

図16　初診から33年後のX線像．2013.7，63歳

●この患者さんから教わったこと

① 慢性疾患の病態の背景として，生活を診る目が必要．
② 患者さん自身のセルフケアをベースにすることが大切．
③ 生活情況・環境は日々刻々と変化する．情況が整うまで待つためにはプロフェッショナルケアが必要になる場合もある．
④ セルフケアの自立の時期と度合いには個人差がある．個別対応が必要．
⑤ メインテナンスの役割は，病態だけでなく生活情況の変化を把握し，問題点を探り，対処法を患者さんとともに考え，改善に結びつけること．

●仕事を離れ，時間に余裕が……

初診から30年後に早期定年退職をされましたが，その後も週3回ほどパート職として勤務を続けておられます（図14）．

セルフケアが行き届き，口腔内も安定していましたが，唾液の減少が気になり，歯肉も何となく「テロッ」としていて弱い感じを受けました．聞くと，最近，いろいろ薬を飲みだしたとのことでした．降圧剤などの影響は口腔内にはっきりと現れるようです．このときには，唾液線マッサージなどの方法をお伝えしました．

初診から33年，3人のお子さんは独立し，お孫さんも生まれ，時間的にも余裕ができて口腔内も安定しています（図15）．

29歳のときに，重度の歯周病でかかわり始めた患者さんですが，私の対応のまずさを患者さんがセルフケアでカバーしてくださり，初診のときに1本抜歯した以外，大きなトラブルといえば 6 の根面カリエスによる補綴のやり直しぐらいで，現在に至っています．部分的には歯肉の退縮なども見られますが，歯槽骨の再生している部位も認められます（図16）．

この患者さんからは，多くの大切なことを教えてもらい，ともに育ってきたように感じています．

●ミカミ歯科医院の目標の変遷

いま振り返ってみると，医院が目標としてきたこと，対象にしてきたものに変遷があります．

開業当初の年代（1970年ごろ～）

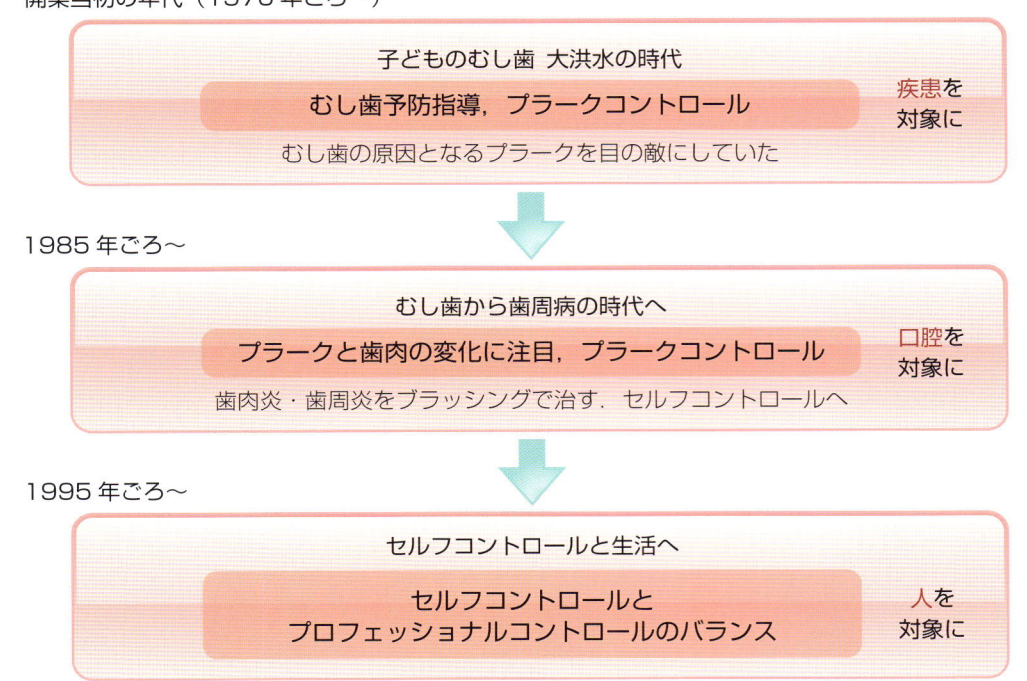

子どものむし歯 大洪水の時代
むし歯予防指導，プラークコントロール
むし歯の原因となるプラークを目の敵にしていた
疾患を対象に

1985年ごろ～

むし歯から歯周病の時代へ
プラークと歯肉の変化に注目，プラークコントロール
歯肉炎・歯周炎をブラッシングで治す．セルフコントロールへ
口腔を対象に

1995年ごろ～

セルフコントロールと生活へ
セルフコントロールとプロフェッショナルコントロールのバランス
人を対象に

Ⅱ編　歯周病とその背景を診る

1. 歯周病が悪化するとき

(1) 治療が先行した場合　*Case 2*

　歯周病の再発を繰り返す方のなかには，患者さん自身に問題がある例もありますが，私たちの治療や指導に問題がある例も少なくないように思います．そんな観点で，治療や指導を振り返ってみます．

●病態があまりにも重篤だったので，まずは治療を

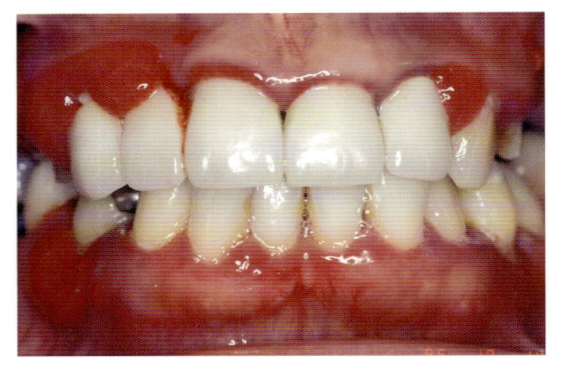

図1　45歳，女性，初診時．1996.10

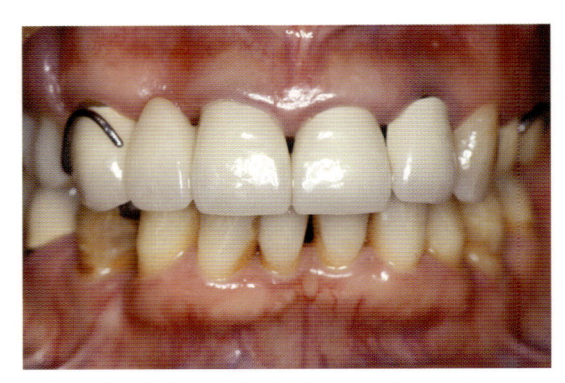

図2　歯周組織は一応落ち着いた．1997.11，46歳

●再来すると，元の状態に後戻り

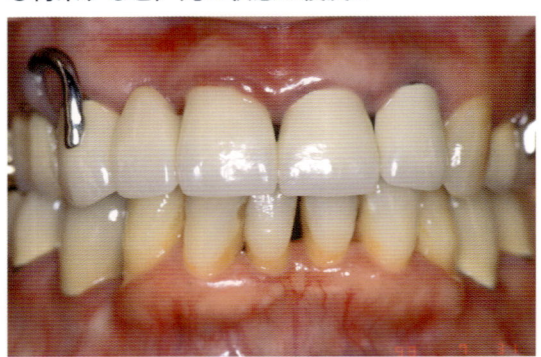

図3　なんとか補綴処置終了．1998.7，47歳

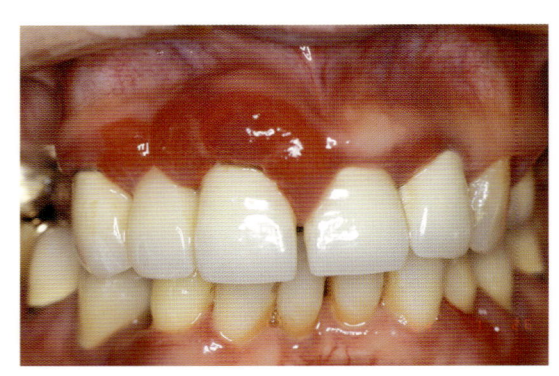

図4　6年後の再来時．著しい炎症．2004.11，53歳

●再来するたびに歯周病は悪化

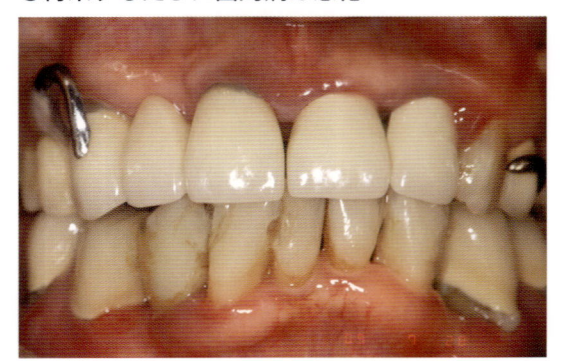

図5　下顎臼歯4本を抜歯して義歯に．2009.7，58歳

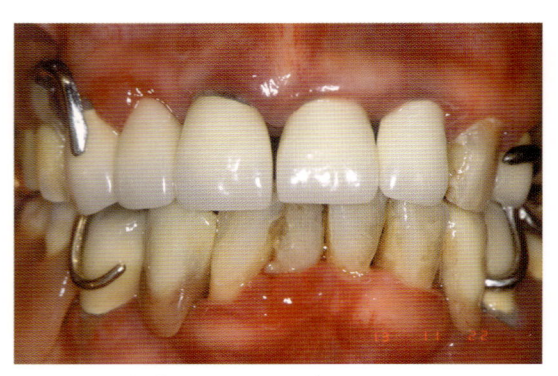

図6　再び悪化．2013.11，62歳

1. 歯周病が悪化するとき

●病態があまりにも重篤だったので，まずは治療を

初診は1996年10月．45歳，女性．販売員の仕事をおもちの主婦でした．

前歯部の極端に腫れたエプーリス状の歯周組織もひどい状態でしたが，臼歯は欠損が6本，残根状態の歯が6本あって，しかも残存歯は歯周病を抱えていました（図1）．

あまりにも重篤な状態だったので，治療を先行させ，1年1カ月ほどで仮補綴までこぎつけ，歯周組織もなんとか落ち着かせることができました（図2）．

ブラッシング指導は後追いで始め，治療と並行しながら行っていきました．ブラッシングで歯肉を傷つけることが多く，歯肉が弱々しいことが指導のときによく歯科衛生士と患者さんとの話題になっていました．生活面でのストレスが大きく，甘いものを口にされることも多かったのでしょう．

●再来すると，元の状態に後戻り

休み休みの通院でしたが，初診から1年9カ月ほどで補綴処置を終了しました（図3）．

上顎前歯部の歯肉に炎症が残っていること，歯肉をよく傷つけることなど，気になる点はあったのですが，治療期間が長くなってしまったこともあり，指導はひとまず終わりにし，半年ごとの健診をお約束してメインテナンスに入りました．セルフケアが定着していない状態でのメインテナンス入りでしたので，必ず定期健診に来院してくださるようお願いしました．

しかし，約束は守られず，来院されたのは6年後でした．拝見すると，歯肉は初診時と同じように腫れあがり，歯周ポケットは深くなり，排膿も見られました（図4）．お聞きすると，この1年ぐらいでひどくなったとのことでした．

半年ほどかけて治療を行い，並行してブラッシング指導を再度ていねいに行いましたが，歯肉の腫れが落ち着くと，再び来院が途絶えてしまいました．

●再来するたびに歯周病は悪化

その後も，悪くなると来院され，応急処置で治まると中断といった状態が何度か続きました．前歯部の歯肉の腫れは，以前ほどには繰り返さなくなりましたが，臼歯部の歯周ポケットはますます悪化していきました．初診から13年後の2009年に下顎の臼歯4本を抜歯し，下顎にも義歯が入りました（図5）．

その後も，メインテナンスには来院されず，何か問題が起こるとおみえになるということの繰り返しのまま，17年間のおつきあいになりました（図6）．どこかで何か大切なことをお伝えしきれていないため，お互いにハッピーエンドを迎えられる関係にはなっていないように思います．

患者さんが「悪くなったら歯医者さんで治してもらえばよい」と考えているせいかもしれませんが，その前に，術者側の対応に問題があったのではないかと思います．次のページで，その問題点について考えてみたいと思います．

治療が先行すると患者さんはどう考えるのだろうか？

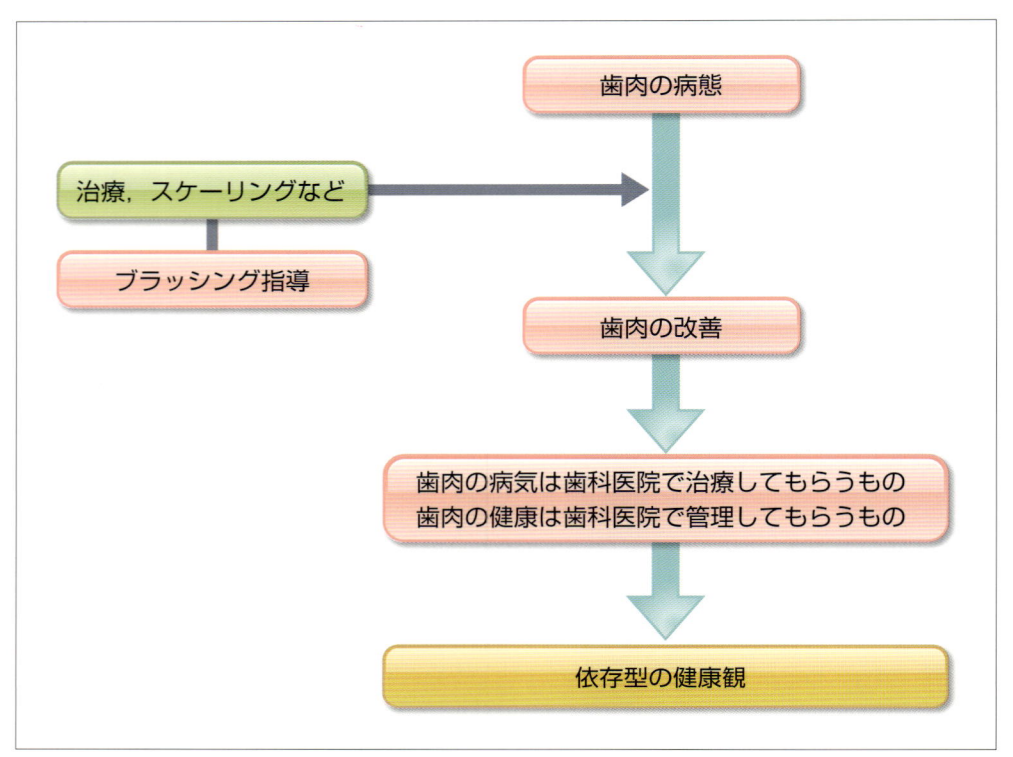

図7 治療を先行させると，患者さんに依存型の健康観を植えつける可能性がある

　ブラッシング指導よりも治療を先行させると，患者さんには暗に，問題が起こったときには歯科医院を頼りにすればよいというメッセージを伝えている可能性があります．すると，セルフケア確立のための指導も，下手をすると治療のおまけのように考えられてしまう危険性があると思います．

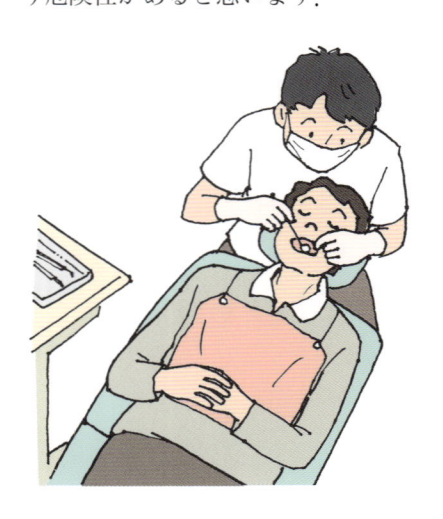

　医院側が，再発してもまた気軽に再来すればよいという考えを容認していると言えるかもしれません．

　すべての患者さんが同様に考えるとはかぎりませんが，治療の先行にはこのようなリスクが潜んでいることを知っておくべきでしょう．

セルフケア確立のための指導と治療の流れ

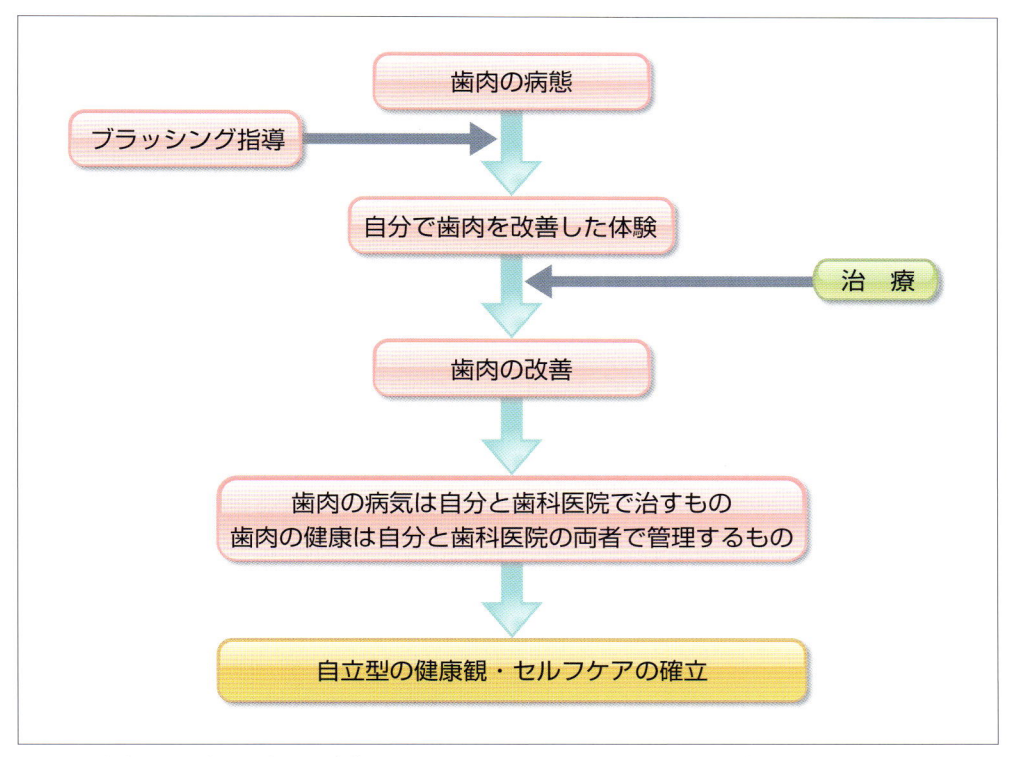

図8 患者さんが自分で歯肉を改善できたという体験をすると，自立型の健康観を獲得しやすい

　患者さんが指導に乗り，歯肉が改善しないと治療に入らないといった硬直した姿勢は望ましくありませんが，患者さんには，まずは自分で歯肉を改善できたという体験をし，自己管理の大切さを認識してもらうことが重要です．もちろん，上手に指導でき，最初から指導に乗っていただいた患者さんのほうが，予後はよいことは言うまでもありません．

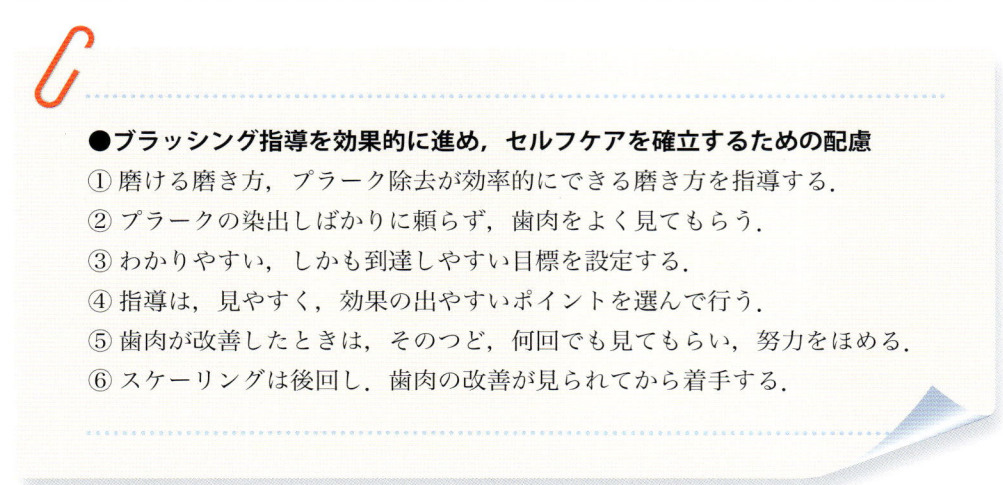

●ブラッシング指導を効果的に進め，セルフケアを確立するための配慮
① 磨ける磨き方，プラーク除去が効率的にできる磨き方を指導する．
② プラークの染出しばかりに頼らず，歯肉をよく見てもらう．
③ わかりやすい，しかも到達しやすい目標を設定する．
④ 指導は，見やすく，効果の出やすいポイントを選んで行う．
⑤ 歯肉が改善したときは，そのつど，何回でも見てもらい，努力をほめる．
⑥ スケーリングは後回し．歯肉の改善が見られてから着手する．

(2) 人生の曲がり角―大きなストレスの加わったとき― *Case 3*

安定していた歯周組織が急に悪化することがあります．患者さんの生活の変化と，それに伴うストレスによる宿主の抵抗力の低下が原因となっている例が少なくありません．

● 22年間ほとんど変化しなかった歯肉

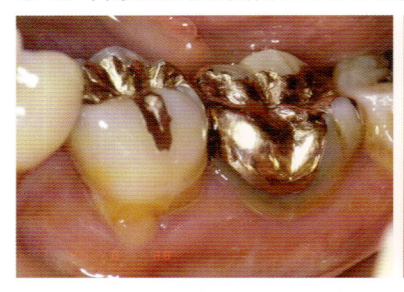

図9 初診から2年後．37歳，女性．$\overline{67}$ が近心傾斜している．1986.8

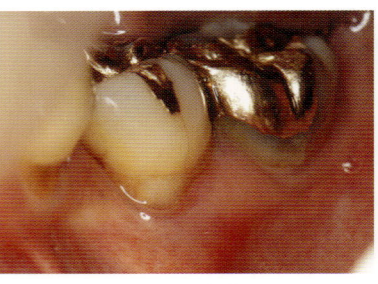

図10 初診から20年後．このころまでは歯周ポケットに変化はなかった．2006.2，57歳

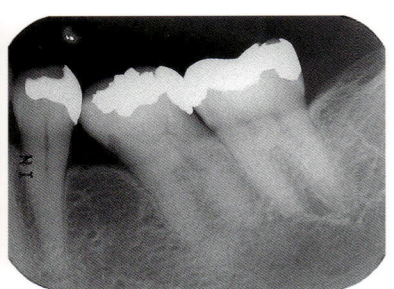

図11 同時期のX線像．2006.2

● 1年で急に悪化．原因は不明

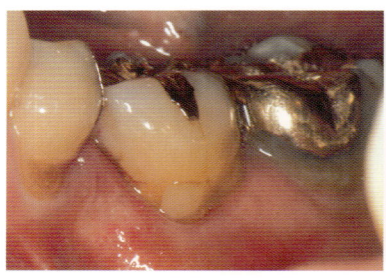

図12 初診から22年後，$\overline{6}$ の歯周ポケットが8mmと，急に悪化．2007.5，58歳

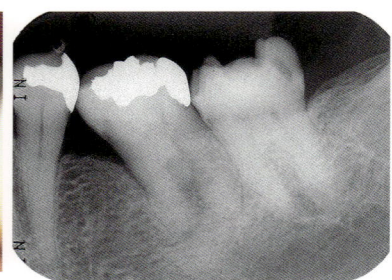

図13 同時期のX線像．2007.3

●実は人生の曲がり角，大きなストレスが……

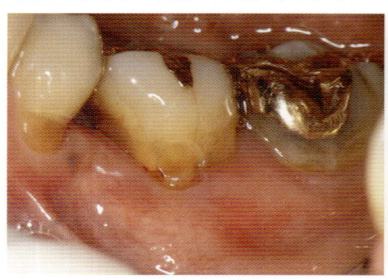

図14 歯周ポケットは10mmに．2009.9，60歳

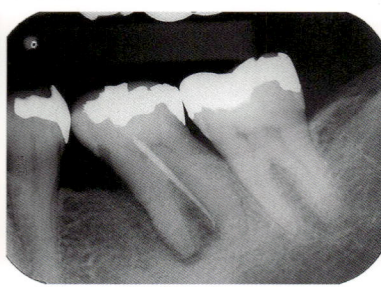

図15 この後，$\overline{6}$ 近心根を抜根．2011.7，62歳

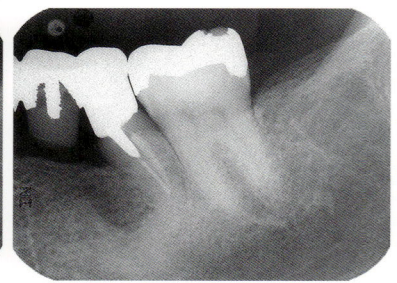

図16 ④5⑥D のブリッジに．2012.4，63歳

1. 歯周病が悪化するとき

● 22年間ほとんど変化しなかった歯肉

　初診は1984年6月，35歳，女性．3人のお子さんを育てながら，介護の仕事に携わっておられました．

　フロスも使うなど，口のケアには気をつけておられる方で，ご主人も含め家族ぐるみで来院され，お子さんのむし歯予防にも熱心に取り組んでいました．

　5| が欠損し，6| は近心傾斜して，4| とコンタクトした状態でした．歯頸部の付着歯肉はほとんどありませんでしたが，傾斜した6| の近心隣接面と根分岐部に4 mmほどの歯周ポケットが見られる程度で，歯周組織に大きな問題は認められませんでした（図9）．

　1996年，47歳ごろになっても6| には依然4 mmほどの歯周ポケットが認められましたが，その後10年間は，4 mmが5 mmになったぐらいで，ほとんど変化はありませんでした（図10）．

　35歳の初診時から22年間，57歳になるまで大きな変化はなく経過していました．X線写真上の変化も見られませんでした（図11）．

● 1年で急に悪化．原因は不明

　大きく変化することのなかった6| の歯周ポケットが，その後1年で，近心隣接面は8 mmに，根分岐部頬側は7 mmになってしまいました（図12, 13）．ブリーディングテストでの出血点もいつになく多く，歯肉は少し弱々しくみえました（図12）．生活面や，健康面で何かあったのかお聞きしましたが，お答えはありませんでした．

　患者さんのブラッシングテクニックなどを確認しましたが，これといった問題は見つかりませんでした．メインテナンス時の処置として，プロフェショナルケアでカバーするため，深くなった歯周ポケット内を麻酔下でルートプレーニングし，咬合調整を行って経過を見ることにしました．

● 実は人生の曲がり角，大きなストレスが……

　その後も半年に一度の定期健診には必ず来院してくださいましたが，進行を食い止めることができませんでした．60歳のときには，歯周ポケットは徐々に深化して10 mmにまで達し，根分岐部病変とつながってしまいました（図14）．

　そんなある日，「実は……」とお話を切り出され，病態が悪化し始めた2年前の58歳のときに離婚したことを打ち明けてくださいました．生活が激変し，ストレスが加わり，病態が悪化したのだと合点がいきました．プロフェショナルケアでカバーしようとしたのですが，患者さんの抵抗力はそれでも間に合わないくらい低下していたようです．病態はますます悪化していました（図15）．

　その後，4| と，ヘミセクションした6| の遠心根を支台歯にしたブリッジにて補綴修復しました（図16）．

ストレスは歯周病を進行させる

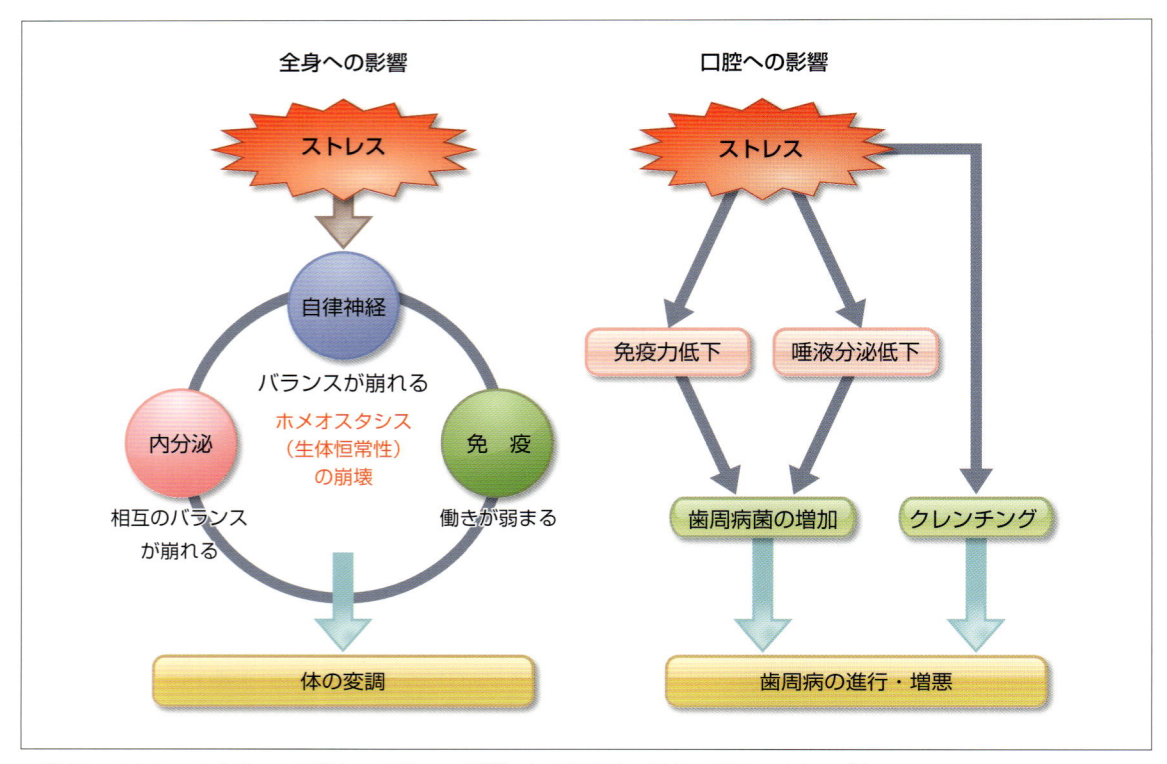

図17 ストレスの全身への影響と，口腔への影響による歯周病の進行・増悪のメカニズム

　患者さんの生活の変化の影響は，必ず口腔内，特に歯肉に表れます．ストレスは歯周病を発症・進行させます．患者さんが人生の曲がり角に立っているときともなれば，なおさらでしょう．

　歯周病を生活習慣病としてとらえるならば，患者さんにストレスをもたらすような生活面での変化には，特に配慮しておきたいものです．

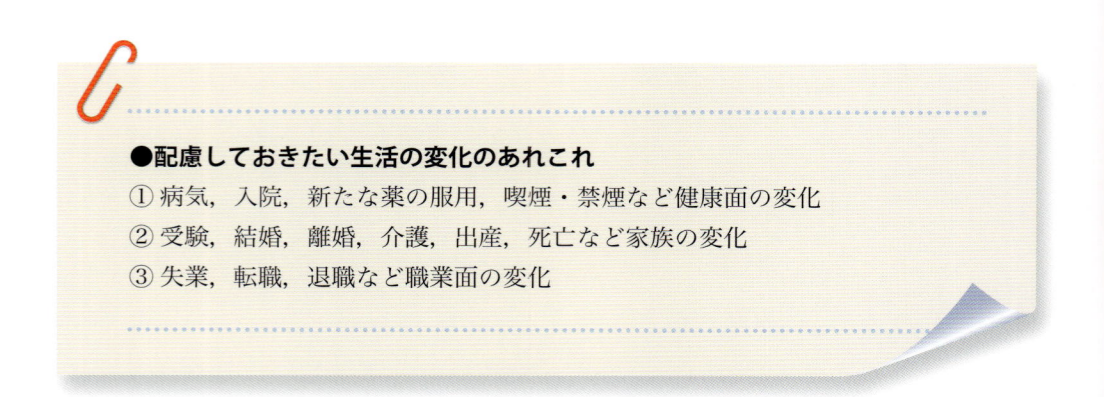

●配慮しておきたい生活の変化のあれこれ
① 病気，入院，新たな薬の服用，喫煙・禁煙など健康面の変化
② 受験，結婚，離婚，介護，出産，死亡など家族の変化
③ 失業，転職，退職など職業面の変化

1. 歯周病が悪化するとき

病気の発症・進行は外因・内因のバランスで決まる

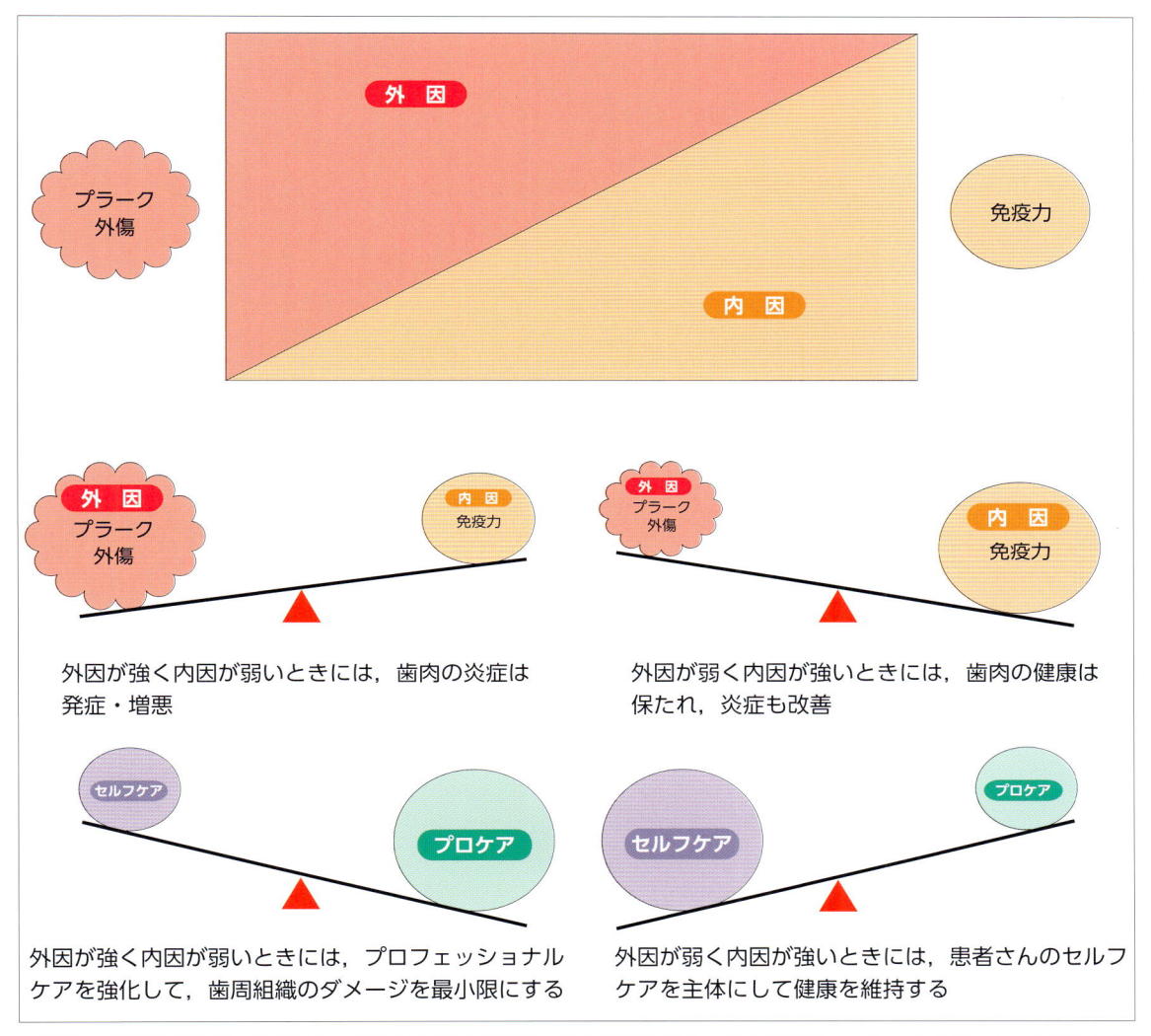

図18 歯周病の発症・進行における外因と内因の関係，およびそれに合わせたプロフェッショナルケアとセルフケアのバランスのとり方

　　　歯周組織・歯肉の健康は，宿主の内因としての抵抗力・免疫力と，外因としてのプラークや外傷などとのバランスによって決まってきます．
　　　内因が弱っているときには，外因の影響を受けやすくなり，歯周病が発症したり進行したりします．健康を維持するには，セルフケアだけでは間に合わなくなるので，プロフェッショナルケアの力を発揮すべきときです．
　　　患者さんの生活の変化を読みとり，セルフケアとプロフェッショナルケアのバランスを考慮し，歯周組織のダメージを最小限にし，健康を維持していくことも，歯科医院の大切な役割でしょう．

(3) ブラッシングよりも食事に問題がある場合　*Case 4*

　ブラッシング指導を進めていっても，歯肉の改善が見られなかったり，後戻りしたりすることがあります．そのような例では，食べものや食事のとり方に問題があることがしばしばみられます．ブラッシング指導から食事指導への展開の必要性を気づかせてくれた患者さんです．

●危機感からブラッシングに熱心に取り組んだ患者さんの後戻り

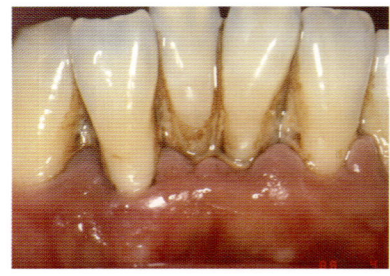

図19 44歳，男性．初診時．喫煙者で，生活は不規則．1988.4

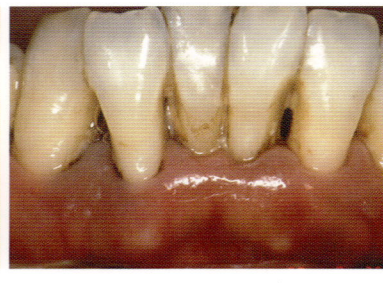

図20 3カ月後．熱心にブラッシング．歯肉は改善．1988.7

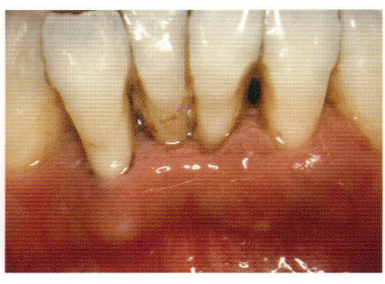

図21 5カ月後．後戻り．プラークは少ない？　1988.9

●よくよく聞くと，砂糖たっぷりのコーヒー

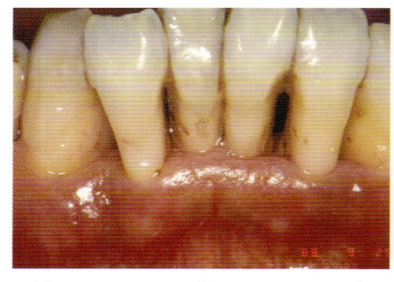

図22 その20日後．コーヒーに砂糖を入れるのをやめると，歯肉は改善．1988.9

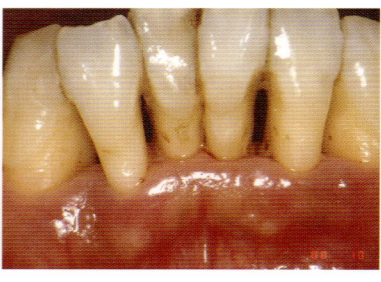

図23 後戻りもあるが，歯肉は安定化へ．1988.10

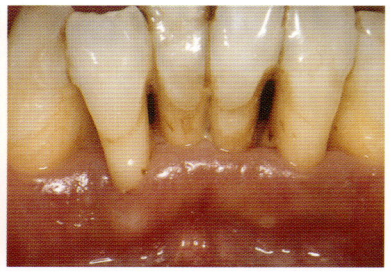

図24 「タバコもやめてみようかな?!」．1988.11

●タバコをやめセルフケアも確立すると，歯肉は安定

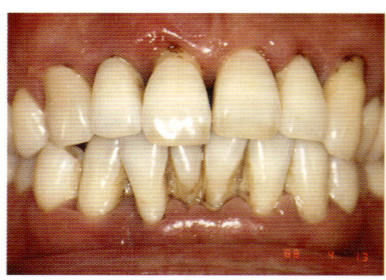

図25 初診時．1988.4，44歳

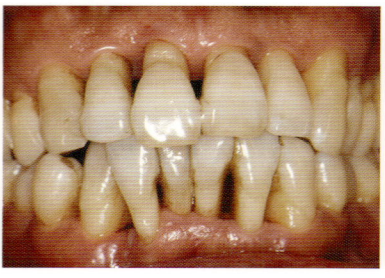

図26 メインテナンス時．1990.12，46歳

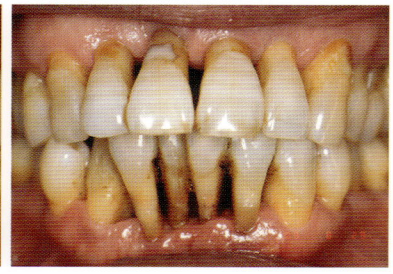

図27 15年後，2003.8，59歳

1. 歯周病が悪化するとき

●危機感からブラッシングに熱心に取り組んだ患者さんの後戻り

初診は 1988 年 4 月，44 歳，男性．印刷会社にお勤めの方でした．

歯周ポケットは全顎にわたり 6〜8 mm，臼歯は根分岐部まで侵されていました．進行した歯周病でしたが，その割にはプラークの付着は少なく，喫煙歴がかなり長いとのことでした（図19）．

歯周病の原因とその治し方などを説明し，さっそくブラッシング指導から入りました．危機感からか，ずいぶんと熱心に取り組まれ，1 日 30 分ぐらいは磨いているとのことでした．3 カ月ほどすると，線維性の硬い歯肉にもかかわらず，ずいぶん引き締まり，改善してきました（図20）．スケーリングはまだ行っていないので歯石は付着したままですが，自分で歯間ブラシを見つけてきて使うほど，熱心に取り組んでおられました．

しかし，その後はブラッシングの努力の割に歯肉の改善は進まず，しばらくすると後戻りしてしまいました．ブラッシングテクニックに問題はなく，プラークはほとんど付着していません．患者さん自身も疑問を感じるようになってきました（図21）．

●よくよく聞くと，砂糖たっぷりのコーヒー

仕方なく，セルフケアによる歯肉の改善を目標にしていただこうと考えて後回しにしていた，下顎前歯部のスケーリングを行うことにしました．治療を進めながらよくよく伺うと，このところ夜勤が多く，そのときにコーヒーを何度も飲むとのこと，しかも砂糖をたっぷり入れるにもかかわらず，甘いものとしてではなく，お茶と認識していたとのことでした．後戻りの原因はこれだったのかと考え，試しに砂糖なしにしてもらうよう，お願いしてみました．

3 週間後の来院時，スケーリングの効果もあるとは思うのですが，歯肉が引き締まり，見違えるような状態に改善していました．前歯部だけでなく臼歯部の歯肉も，「テロッ」とした感じはなく，引き締まっていました．やはり，砂糖たっぷりのコーヒーが原因だったことがわかり，飲食の影響を見せつけられました（図22）．

その後，1 カ月（図23），2 カ月（図24）と診ていくと，多少の後戻りはありましたが，歯肉は順調に改善し，歯の動揺も収まってきました．

このころから，患者さんも私とスタッフを信頼してくださるようになり，「タバコもやめてみようかな」とおっしゃるようになってきました．

●タバコをやめセルフケアも確立すると，歯肉は安定

重度の歯周病で来院された患者さんでしたが（図25），ブラッシングテクニックの指導を入り口に，食事などにも気をつけていただけるようになり，2 年ほどで補綴処置も終了して，メインテナンスに入ることになりました（図26）．このころには，何度か失敗した禁煙も成功していました．

その後，肝炎などの大病を経験されましたが，15 年が経過した 59 歳のときの口腔内は安定していました（図27）．食生活に加えて，喫煙などの生活習慣も歯周病の進行と治癒に大きく影響することを教えられました．

ブラッシング指導の展開―患者さんの問題点の整理の手順―

ブラッシングテクニックをチェックする

歯ブラシの毛先が届き，プラークが落とせているかどうかをチェックする．プラークが残るのには，単純な磨き忘れ，歯磨圧が強すぎる，口唇・頬が邪魔をする，磨き癖 など，さまざまな原因がある．

磨かない原因を見つけ対処法を患者さんとともに考える

子育て，介護，仕事，勉強で磨く暇がないなどが，主な原因．「それでもよくなりたいですか？ 一緒に考えていきましょう」といった姿勢，「相談に乗りますよ」といった姿勢が大切．「ここに時間がつくれますよ」というような押しつけはだめ．あくまでも患者さんが決めること．

食生活習慣をチェックする

歯科としては，甘いものから話題にしていくと指導に入りやすい．どのような甘いものを，どれぐらいの量，いつ食べているか？ 食事全体を問題にするときは，食べるリズム，頻度，内容・バランスを話題にしていくが，あくまで患者さん自身の意識づけに重点をおく．

生活リズム，ストレス，喫煙，生活環境などを知る

最も行動変容を起こしにくいところ．あれこれ指図することもできない．患者さんの仕事や家族，ストレスなどについての愚痴を聞いてあげるだけでも十分なのでは．

図28　患者さんの問題点の整理の手順

●ブラッシング指導時のチェックポイント
① プラークと歯肉：その関係性から「診る・読む」，変化にも注目して「診る・読む」．
② 患者さんの磨き方：歯ブラシの持ち方・動かし方，磨き癖，ブラシの毛の曲がり具合から歯磨圧を判断．
③ 普段使っている歯ブラシ：患者さんの選択基準，普段の磨き方，歯磨圧，歯磨剤使用量などを判断する．「使っている歯ブラシを持ってきてください」．この言葉への反応から，患者さんの指導に対する意欲も評価できる．

1. 歯周病が悪化するとき

DHの知恵袋　指導の結果が思わしくないときの対応のポイント

●後戻りが生じてしまったとき，どうしていますか？

　ブラッシング指導をしていると，1カ月目，3カ月目あたりに，歯肉の炎症の改善が止まったり，後戻りしたりすることがよく見られます．最初は無理をしてでもがんばろうと取り組むのですが，疲れたり，モチベーションが落ちたりして起こるのだろうと思います．後戻りが現れるときは，生活のなかにブラッシングを習慣化するのに患者さんが四苦八苦している時期なのでしょう．

　そんなときには，以下のようなことをしています．

① 後戻りに気づいていない患者さんもいるので，写真などでわかりやすく示す．
② なぜ，後戻りしたのか，患者さんと一緒にその背景を振り返り，考える．
③ 後戻りの原因がわからないときは，ブラッシングテクニックの原則から点検し直す．
④ 目標は「よくすること」なので，後戻りを非難したり，解決法を指示するのではなく，これからどうしたらよいかを，患者さんと一緒に悩みながら考える．
⑤ 後戻りも，よい経験．なぜ，どうしたら悪くなるか，そして，どうしたらよくなるかの学習ができる．今後に活かせる．

●歯肉や患者さんがあまり変わらないとき，どうしていますか？

　指導していて歯肉に変化が見られないときには，いろいろな原因が考えられます．まず指導者側に問題がないか？　患者さんは何を望んでいるのか？　患者さんはどこまで理解しているのだろうか？　そんなことをいろいろ考えながら，前回までの指導を振り返り，新たな展開を図っていきます．

① なぜ変わらないのか，あくまでもよくしたいという気持ちで，その原因を探る．ブラッシングテクニックは？　習慣は？　生活・仕事は？　食事と食べ方の問題点は？
② 歯肉の健康は自分で獲得するものとは考えておらず，歯科医院で治してもらうものと思い込んでいないか？　毎日のセルフケアの大切さを理解していないときは，いろいろな形でその重要性を伝え，種まきをし続ける．
③ 大半の患者さんは，自分の磨き方できちんと磨けているものと考えている．何が違うかを，感覚や視覚で示す．きれいに磨けた状態を実感してもらう．
④ 診療室できれいに磨けるようなら，「あとは患者さん自身の問題です．自分で治してください」ときちんと言うことが必要なときもある．ただし，その後のフォローも大切．
⑤ それでも変わらない患者さんには，いまできることを探す．歯磨きが無理ならうがいでもよい．場合によっては，プロフェッショナルケアも考える．
⑥ 指導者を変えることで，患者さんが変わることもある．指導場面を他のスタッフに見ていてもらい，問題点を探るのもよい．また，指導のポイントを変えてみると変化が見られることもある．
⑦ いろいろやってみても変わらないときは，待ちの指導を続けながら，来院が途切れてしまわないよう，気持ちよく通院してもらうためにいま何が必要かも考える．

（4）患者さんは伝えたとおりに理解するとはかぎらない　*Case 5*

　患者さんを指導していくとき，私たちは患者さんに理解してもらいやすいようにと言葉を選んだり，図や写真を示したりしながら説明しています．ところが，患者さんは苦痛や緊張のなかでそれを受け止めているため，指導者側が意図したとおりに理解してくれるとはかぎりません．

● 「半年，悩んだ末に予約のお電話しています」

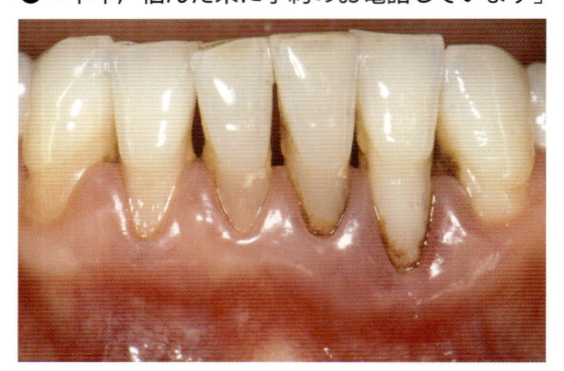

図29　43歳，女性，緊張して来院，主訴は前歯の動揺と歯肉退縮．1983.5

図30, 31　さするように使っていた歯ブラシ．1983.5

● 「悪い血は出したほうが早く治るんでしょう？」

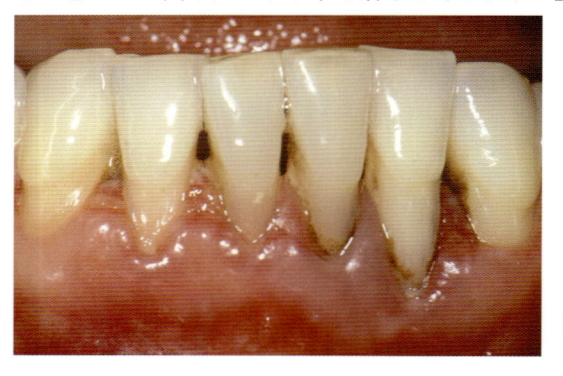

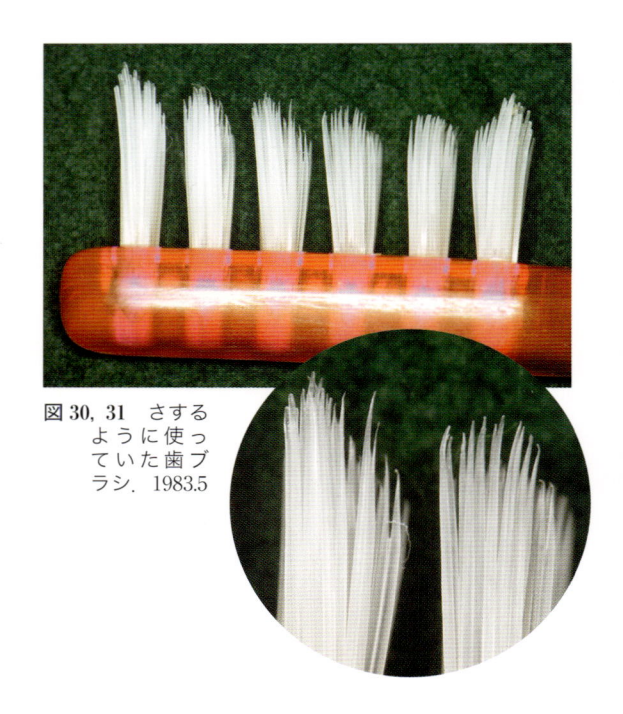

図32　悪い血は早く出したほうがよいのだと理解していた．1983.6

● 「30分，磨いても痛くありません．傷つきません」

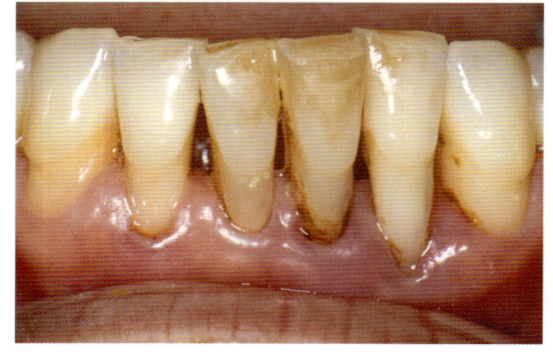

図33　やっとブラッシングの問題が解決した．1983.9

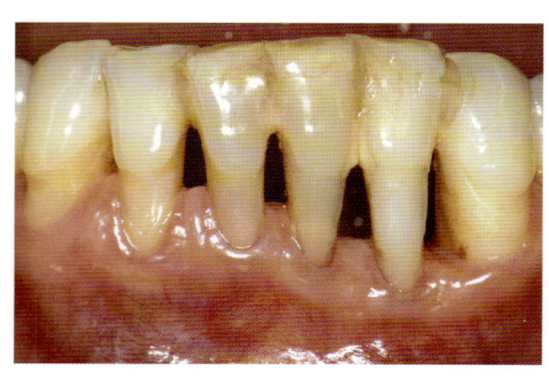

図34　磨き方も定着したようだ．1984.7，44歳

1. 歯周病が悪化するとき

●「半年，悩んだ末に予約のお電話しています」

　初診は1983年5月，43歳，女性．主婦ですが，ピアノの先生をしておられる方でした．

　医院に予約の電話をしてくださったとき，「半年，悩んだ末にお電話させていただきました．前歯がグラグラするので診てください」とおっしゃいました．

　診療室から少し離れたところにお住まいで，来院日の朝に電話があり，電車での行き方を聞かれました．さらにその後再び電話があり，「タクシーで行きたいので」と，道順をお尋ねになりました．かなり緊張していると判断し，初日は診査とお話を伺うだけにしました（図29）．下顎前歯の動揺と歯肉退縮が主訴で，歯肉は7，8年前から下がりだしたとのことでした．

　2度目の来院時に，使用している歯ブラシを持参してもらいました（図30，31）．適切な歯ブラシとは思えなかったので，医院にあった軟らか目の歯ブラシを使い，やさしい力で磨いてあげました．そのときちょっと出血したので，「痛くないように，怪我をしないように使ってください」と伝えて，その日の指導を終えました．

●「悪い血は出したほうが早く治るんでしょう？」

　2週間後に，歯肉を傷だらけにして再来されました（図32）．どうしたのかと伺うと，「悪い血は出したほうが早く治るんでしょう？」と，平然と，少し自慢げにおっしゃいました．「痛くないように！　怪我しないように！」と話したことは，耳に入っていなかったようです．

　初診のとき，何度も電話して来院された訳が，このとき理解できました．患者さんは緊張のあまり，いろいろ伝えたことはほとんど耳に入らず，磨いてあげたときに出血したのを見て，よけい緊張し，「歯磨きは血を出すことだ」と思い込んでしまったのです．「そういえば，昔から『悪い血は出せ』と言われていることと結びつけ，怪我をするまで磨いた」とおっしゃっていました．

　私たちが伝えようとしたことが，そのまま伝わるとはかぎらないことを教えられました．指導のしっぱなしは危ない，患者さんにどう伝わったかを確認することが大切だということを，痛感しました．

●「30分，磨いても痛くありません．傷つきません」

　その後，3カ月ほどかけて，磨き方を何回も修正しながら体験・体得していただきました．歯肉が傷つくこともなくなり，プラークがある程度とれ，炎症も治まってきたので，このあとスケーリングを行いました（図33）．

　約1年後の健診時には，歯周ポケットはありませんでしたが，歯間乳頭が下がっていました（図34）．歯石が気になり，歯間ブラシを多用しているようでした．いつの間にか，歯間ブラシで歯石を削り取るような使い方をされていました．潔癖症のようなところがある患者さんです．

ブラッシング指導とその評価・確認，追加修正の手順

ブラッシングの指導の評価

- その場で磨けるかテクニックをチェック
- 歯肉・口腔内の変化，患者さんの変化を観る
- 「どうしてこうなるのか」を考える
- 患者さんにどう伝わったかを確認する

指導 → 評価 → 確認 → 指導

指導のしっぱなしは危険！
必ず，患者さんに指導がどう伝わったか，前回の指導を評価・確認することが大切

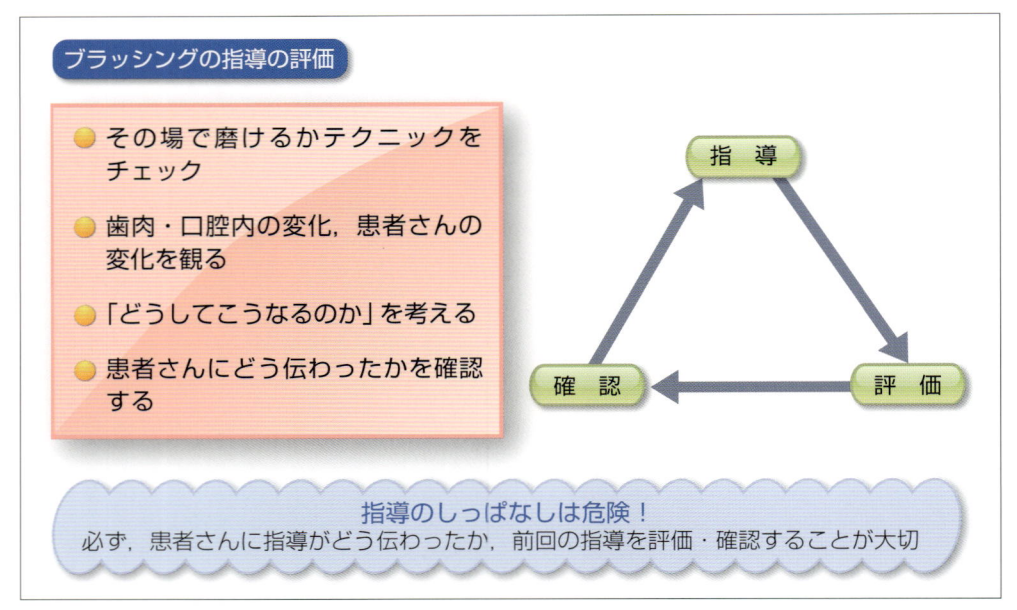

図35　ブラッシングの指導，評価，確認の手順

ブラッシングの指導の階層構造

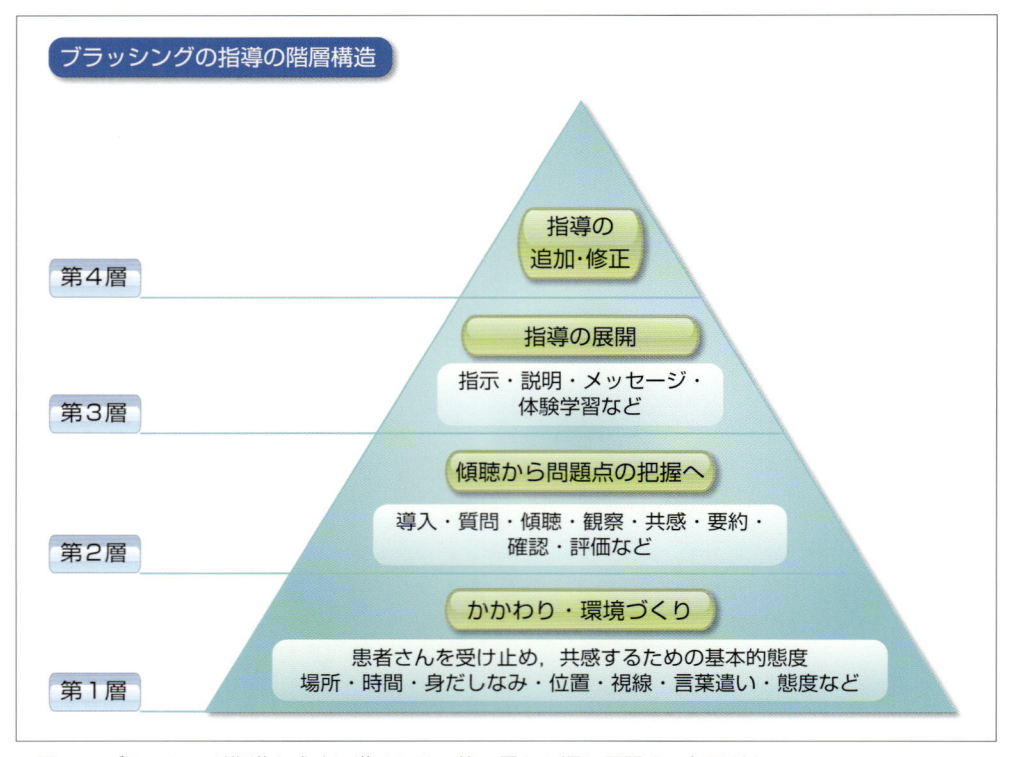

- 第4層：指導の追加・修正
- 第3層：指導の展開 — 指示・説明・メッセージ・体験学習など
- 第2層：傾聴から問題点の把握へ — 導入・質問・傾聴・観察・共感・要約・確認・評価など
- 第1層：かかわり・環境づくり — 患者さんを受け止め，共感するための基本的態度　場所・時間・身だしなみ・位置・視線・言葉遣い・態度など

図36　ブラッシング指導を成功に導くには，第1層から順に展開する必要がある

歯肉退縮の原因

歯肉が下がる歯肉退縮は，咬合，歯の位置，歯槽の厚さ，口唇圧など多くの因子が関与して起こります．ベースとなる原因として，歯周病と不適切なブラッシングなどによる外傷があります．

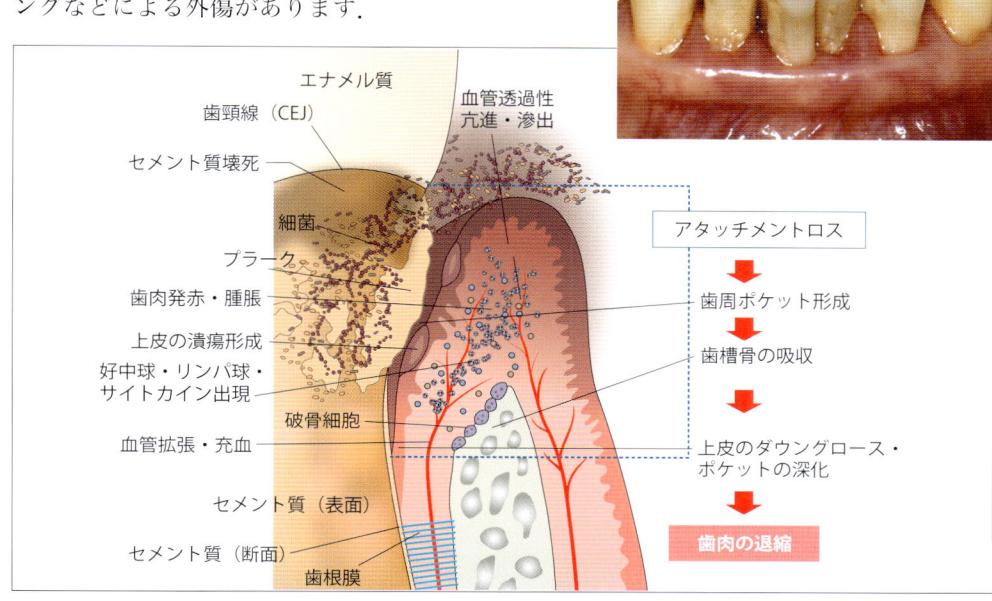

図37　歯周炎による歯周組織の破壊から起こる退縮

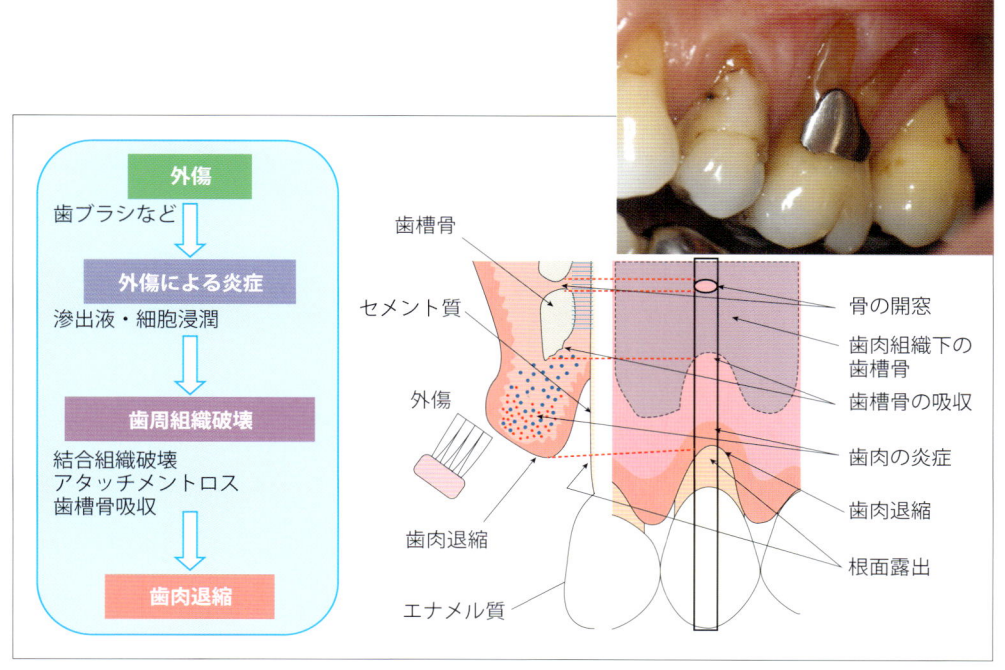

図38　外傷による歯周組織の破壊から起こる退縮

2. 禁煙指導の難しさ

(1) 禁煙のネックはストレスと人間関係　*Case 6*

　歯周病患者さんに禁煙を呼びかけても，ストレス解消法が見つからないと実行していただくのはなかなか難しいものです．「タバコをやめるのではなく，タバコやめるのをやめた」と言われてしまいました．

● お酒もタバコも大好き

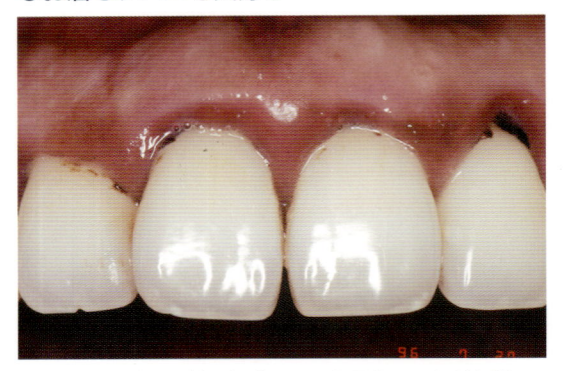

図39　43歳，男性．初診から1カ月後．口臭が主訴．1996.7

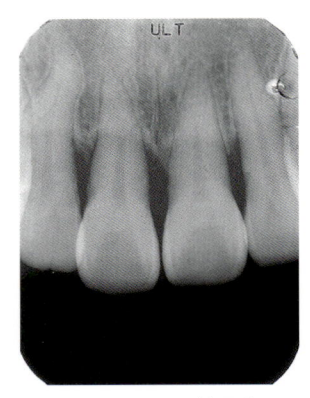

図40　同日のX線写真．1996.7

● 「タバコをやめるのでなく，タバコやめるのをやめた！」

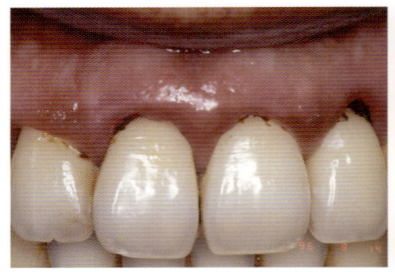

図41　ブラッシング指導2カ月後，スケーリングへ．1996.9

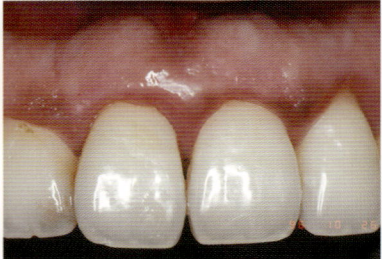

図42　スケーリング後，1カ月．1996.10

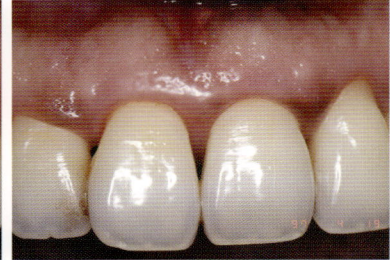

図43　全顎治療が終わり，メインテナンスへ．1997.4

● 「軽いタバコに変えてみます」とのことだが……

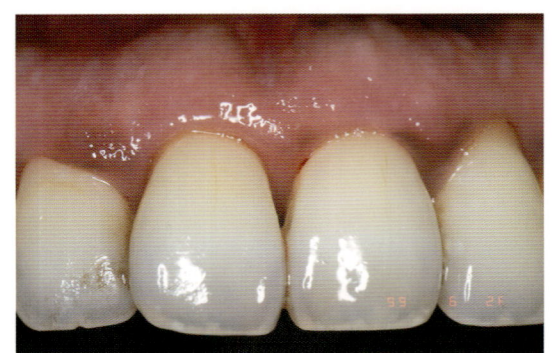

図44　2年ぶりに腫らして来院．1999.6．46歳

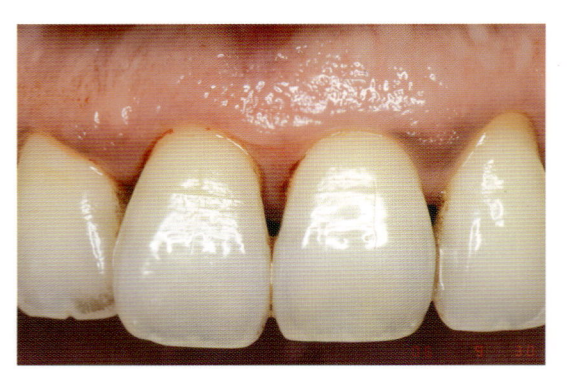

図45　10年後．喫煙は続いている．2006.9．53歳

2. 禁煙指導の難しさ

●お酒もタバコも大好き

初診は1996年6月，43歳，男性．銀行員の方です．

全顎にわたる歯周病で，歯周ポケットは6〜8mm程度，排膿もあり，臼歯の根が短く，歯周ポケットの深さの割には重症でした．お聞きすると，仕事が忙しく，治療に行く暇がなかったとのこと．

初診時は応急処置のみで終了し，1カ月後に奥様に口臭を指摘されて治療の決心がつき，通院を始めました．タバコは1日1〜2箱，おまけに，仕事のおつきあいでほとんど毎日飲みに行くといった，ストレスの多い生活を送っておられました．

治療と並行し，ブラッシング指導を行っていきましたが，そこでタバコが歯周病にいかに有害であるかをお話しし，禁煙をお勧めしました（図39，40）．奥様の協力もあり，ブラッシングもがんばっておられるようで，2カ月後，歯肉表面の炎症は改善しつつあったことから，スケーリングを始めました（図41）．

●「タバコをやめるのでなく，タバコやめるのをやめた！」

スケーリング後1カ月で排膿は止まりましたが，線維性の歯肉で歯周ポケットはまだ4〜5mmあります（図42）．通院は月1回か2回，指導も治療もなかなか進みませんでした．歯周ポケットがいつまでも浅くならないのも線維性歯肉も，タバコの影響であることなどをことあるごとに話題にし，禁煙を勧めていました．あまりにしつこかったのか，ある日，「タバコをやめるのでなく，タバコやめるのをやめた！」と，笑って帰っていかれました．

10カ月ほどかけて全顎の治療を終え，6カ月ごとのメインテナンスに入りました（図43）．相変わらずタバコは続けておられるようですが，1日1箱に減らしたとのことでした．歯肉は，治療の効果もありだいぶ安定してきていますが，相変わらず線維性で歯周ポケットは4mmぐらいでした．口臭については，奥様に言われなくなったとのことでした．

●「軽いタバコに変えてみます」とのことだが……

転勤があり，次に来院されたのは2年後で（図44），|7が腫れていました．プロービングでの出血は少ないのですが，喫煙のせいもあってか歯肉は後戻りし，歯周ポケットは再び深くなっているところが多くなっていました．|7は抜歯になり，再度，指導と全顎の歯周治療を行っていきました．

「軽いタバコに変えてみようかな」と言われたこともありましたが，1日1箱は吸っておられるようでした．軽いタバコに変えたのも一時期で，再び元に戻ってしまい，「タバコやめるのをやめます」と言い，笑ってごまかされていました．それでも，歯を抜いたことがこたえたのか，その後は半年に1度のメインテナンスに，きちんと来院されるようになりました．ブラッシングにはだんだん自信がついてきたようですが，タバコのことを話題にすると「タバコやめるのをやめる」と言って，相変わらずの状態です．

その後，さらに遠くに転居しましたが，1時間以上かけて来院されています．ほかにストレス解消法がないようで，相変わらずタバコとお酒は続いていますし，歯肉の表情も変わりません（図45）．

喫煙者の歯肉の特徴と病理

喫煙者の歯肉
① 線維性で硬そう
② 歯頸部がモッコリして厚い
③ 外見の割に歯周ポケットが深い
④ プラークの付着量の割に炎症が進行
⑤ メラニン色素沈着か，白っぽい

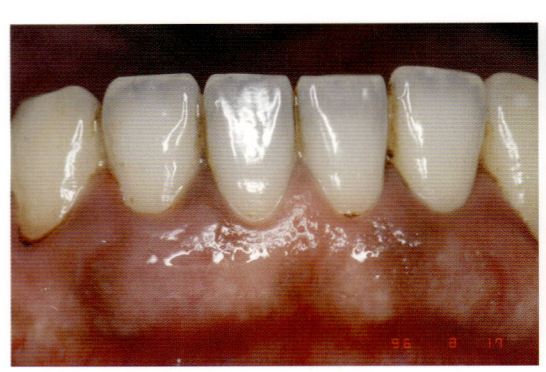

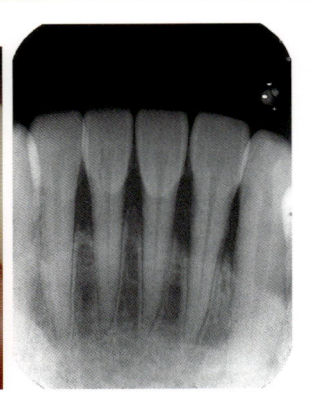

図46　喫煙者の歯肉の臨床的特徴

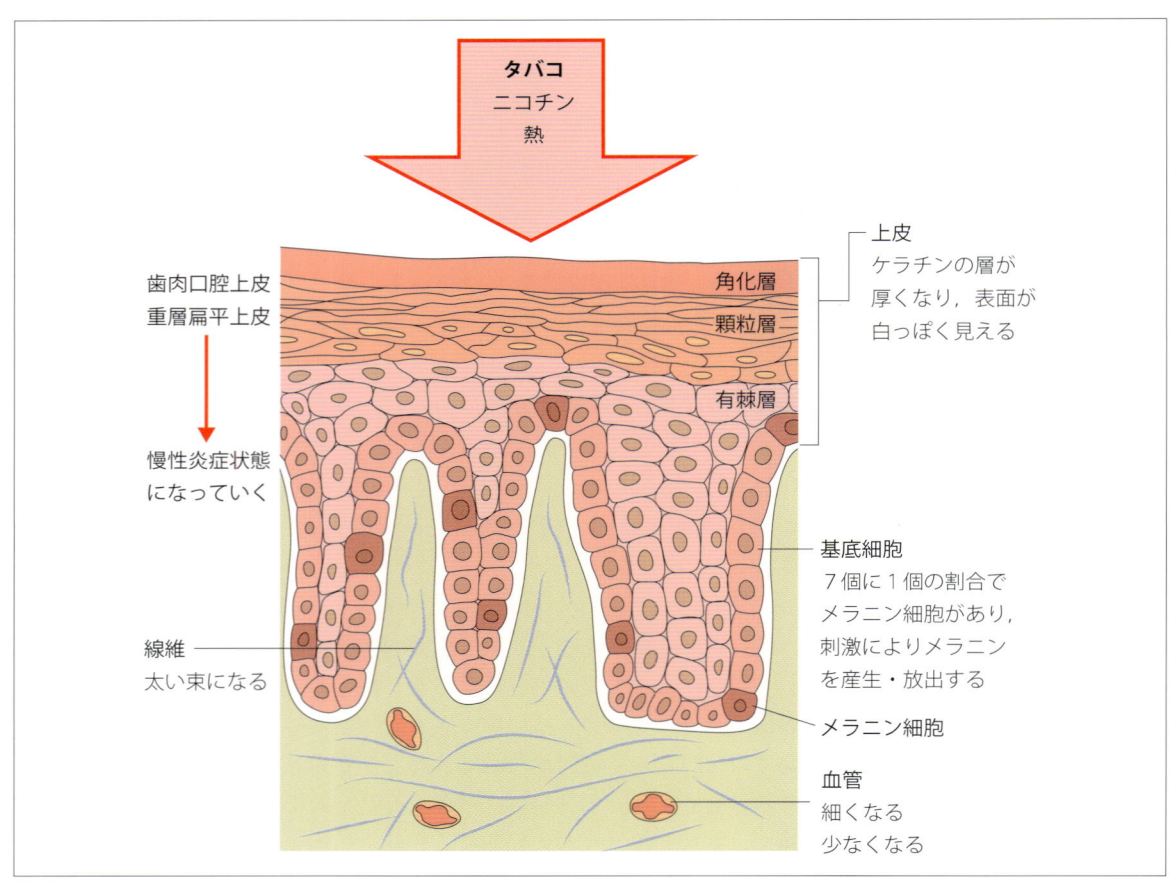

図47　喫煙の病理
　　　血管が細くなり，歯肉内の線維が太くなる．炎症に対する抵抗力は，当然弱くなる

喫煙の害

表1　タバコに含まれる有害物質

	種類
1	タール
2	ニコチン
3	一酸化炭素
4	アンモニア
5	発がん物質

※いずれも，副流煙のほうが含有量は多い

表2　喫煙の影響

	影響	原因となる物質
1	黒い肺	タール
2	肺がん，口腔がん，食道がん，胃がん	タール，ニコチン，発がん物質
3	心臓・血管障害（高血圧，梗塞）	ニコチン，一酸化炭素
4	運動・知的能力低下，認知症	ニコチン，一酸化炭素
5	早産，流産，皮膚荒れ	ニコチン，一酸化炭素

※ニコチンは肺から吸収され，3秒後には脳に達し脳内ホルモンを刺激．酸素より一酸化炭素は赤血球と結合しやすい→各組織の酸欠

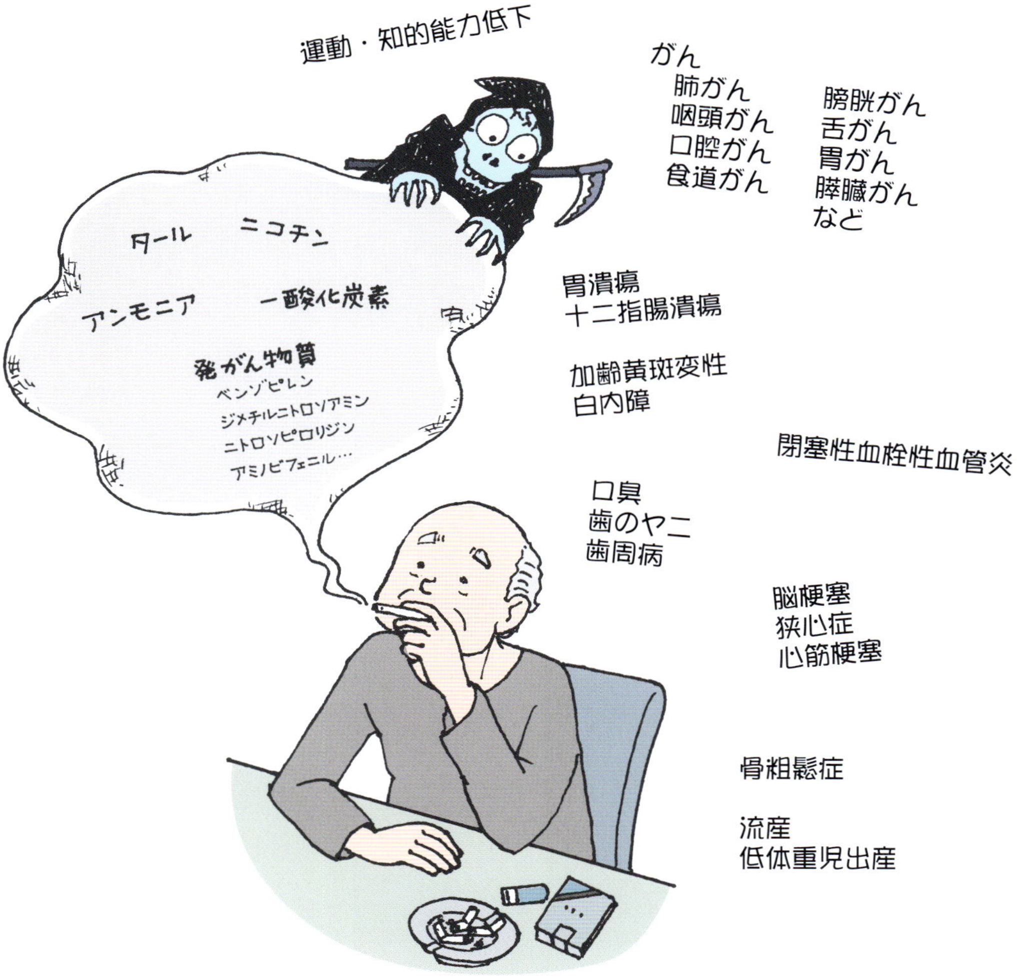

図48　喫煙の害

(2) 指導の好機を見極める　*Case 7*

　喫煙していても，できることならやめたいと思っている方も多いようです．わが身の健康を考えてのことでしょう．そういった患者さんなら，禁煙指導のチャンスはとらえやすいのではないでしょうか．

● 仕事のストレス解消にタバコ1日1箱半

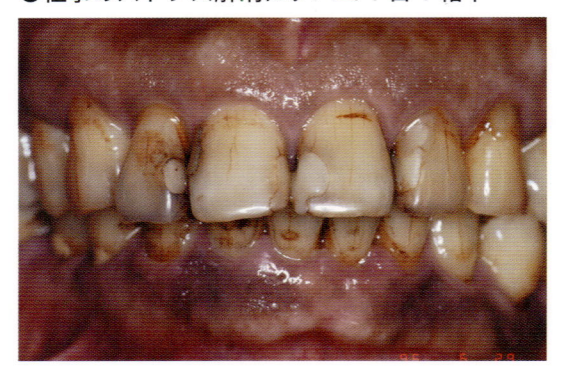

図49　60歳，男性．初診時タバコ1日1箱半．1996.6

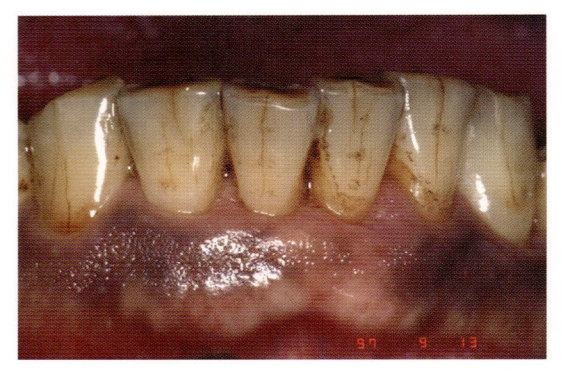

図50　治療終了後4カ月，1回目の健診．禁煙を勧める．1997.9，61歳

● 定年退職を機に「禁煙しました！」

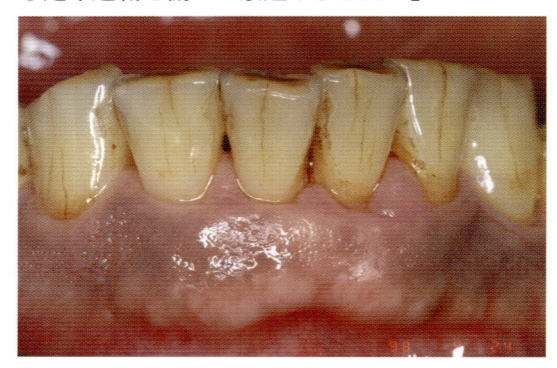

図51　禁煙後半年．1998.4，62歳

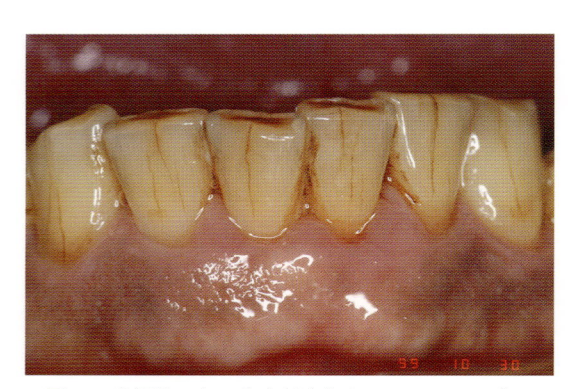

図52　禁煙後2年．歯肉が変化？　1999.10，63歳

● やっと健康な歯肉に

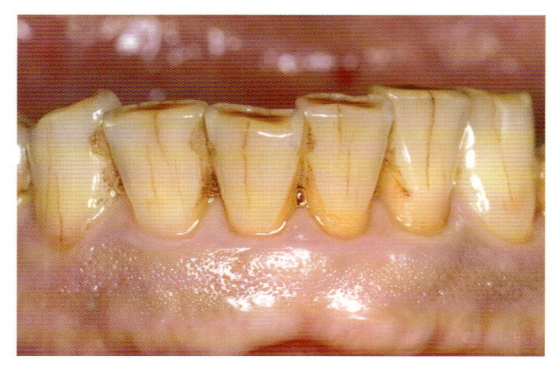

図53　禁煙後3年半．やっと健康な歯肉に．2002.2，66歳

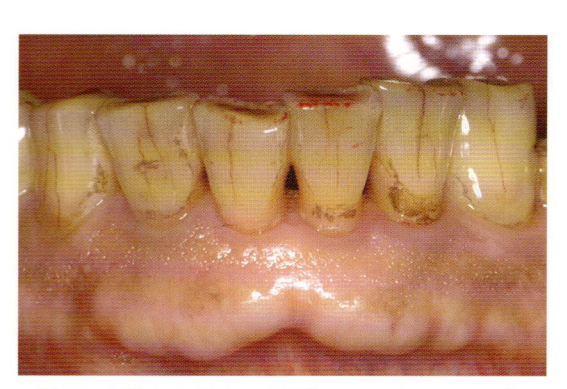

図54　初診から18年，禁煙後17年．2014.3，78歳

2. 禁煙指導の難しさ

●仕事のストレス解消にタバコ1日1箱半

初診は1996年6月．60歳，男性．水産物輸入会社の役員の方です．

タバコは仕事のストレス解消に，1日1箱半程度吸っておられました．奥様が膠原病であることもあり，健康面のことはかなり気にしていて，これまで何回か禁煙を試みたものの，長続きしなかったそうです．

舌側・口蓋側にプラークが目立ち，排膿もありました（図49）．6 はこれまで何回も腫れたとのことで，根分岐部病変が見られ，歯周ポケットは遠心で7mmあり，歯肉はいかにも喫煙者のものでした．

指導と並行し，ヘミセクションなども含め，全顎の歯周治療から補綴処置まで，10カ月ほどで終了しました．

メインテナンスに入り4カ月後，約束どおり健診にいらっしゃいました（図50）．歯肉は治療終了時とほとんど変化がなく，喫煙は相変わらず続いていました．3カ月前に定年退職されたとのこと．いいチャンスだと思い，これを機に歯周病によくないことを再びお話しし，禁煙を勧めました．

●定年退職を機に「禁煙しました！」

半年後，2度目の健診時に開口一番，禁煙が半年続いていることを報告してくださいました．そう言われてみると，メラニン色素の沈着も少し薄くなったように感じ，「歯肉，喜んでますよ．よくなってきています」と，お伝えしました（図51）．患者さんの自信ありげな様子から，ご本人も私たちに報告することで，禁煙を継続する力にしたかったのだと感じました．

その後も，半年ごとの健診に奥様ともども来院してくださいましたが，禁煙してから2年後の健診時（図52），メラニン色素の変化が少なく，ちょっと気になったので伺うと，何度か1本だけ吸ってしまったと正直に話してくださいました．「吸いたくなったら，歯磨きしてください．気が紛れますし，歯ぐきもよくなります」などと，対処法のいくつかをお話しし，禁煙の後押しをしました．

●やっと健康な歯肉に

禁煙してから3年半後，もう全く吸っていないとの報告があり，歯肉もほぼ健康な状態を取り戻していました（図53）．体調はよくなったそうですが，この間，帯状疱疹になったり，体重が少し増えたとの報告もありました．

その後も歯周組織は安定した状態が続きました．健診を重ねて，初診から18年，禁煙して17年がたちました．6年前に前立腺がんが見つかり，ホルモン療法を始めたせいか顔がふっくらとしておられますが，他は特に問題はないそうです．

78歳になられましたが，歯肉にも異常はなく，半年ごとにご夫婦で1時間半かけて来院してくださっています（図54）．

禁煙支援の方法と効果

* 1日に20本以上
* 朝起きてから喫煙までの時間は5分以内

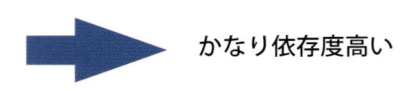

→ かなり依存度高い

図55　ニコチン依存度簡易判定

表3　禁煙の効果

	禁煙後の期間	禁煙の効果
1	1分後	機能が回復しだす
2	20分後	血圧・脈拍・手の体温が正常値近くまで下がる
3	8時間後	血中一酸化濃度・酸素分圧が正常域に．運動能力が改善
4	1日後	心臓発作の確率が下がる
5	2日後	においと味の感覚が回復
6	3日後	ニコチンが体から抜ける．呼吸が楽になる，肺活量が増加し始める
7	2～3週間後	体循環が改善．歩行が楽になる，肺活量が30%回復
8	1～9カ月後	咳，静脈うっ血，全身倦怠が改善
9	5年後	肺がんになる確率が半減
10	10年後	前がん状態の細胞が修復される

（江口まゆみ，高橋裕子：禁煙マラソン．光文社，2002．を参考に作成）

禁煙を考えている人に勧めたいもの

- ニコチンパッチ
- ニコチンガム
- 飲み薬（チャンピックス，バレニクリン）
- 氷
- 冷水
- **歯磨き** → 呼吸も整い，歯科で紹介するには効果的
- 熱いお茶
- 昆布
- スルメなどの噛み応えのあるもの
- ミント系菓子
- マスク
- 線香
- アロマ
- つまようじ

図56　禁煙支援に効果的なもの

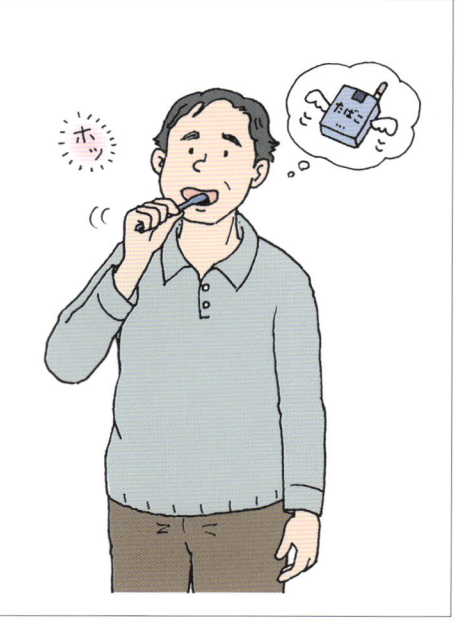

DHの知恵袋　禁煙指導のポイント

　いまの時代，喫煙が体の健康によくないことはだれもが知っています．それがわかっていてもタバコをやめられない人は多く，困ったことに最近は，若い女性の喫煙者が増加傾向にあります．喫煙者が歯周病に罹患すると，治療をしても治りは悪く，患者さんのみならず私たちの頭をも悩ませます．そんな場面で，歯科における禁煙指導の出番があるのでしょう．

① 喫煙しているかどうかは，歯肉で判断できる．喫煙者や，ごく近くに喫煙者がいる患者さんには，線維性歯肉，メラニン沈着などの特徴がある．そのことを伝えると，驚く患者さんも多い．
② 喫煙の動機はストレス解消のみならず，ダイエット，人間関係の維持のためなどの場合もある．そのような喫煙者の背景や，家族に喫煙者がいるかなど，おかれた環境についても理解しておく．
③ 普段からタバコをやめたいと思っていて，歯科でも禁煙を勧められたことがダメ押しとなり，禁煙のきっかけになる人もいる．
④ 喫煙は歯周病を悪化させ，治療にとってもとても悪い影響があることを，きちんと伝える．
⑤ 禁煙法のほかにも，呼吸が楽になる，肌がきれいになるなど，禁煙の利点を情報として伝える．禁煙した人の体験談などは，強い動機づけになる．
⑥ 家族，特に孫や子どもからの健康を気遣う何気ない一言が，禁煙のきっかけになることもよくある．
⑦ 病気や退職などは，禁煙のよいきっかけになりやすい．禁煙指導のチャンス．
⑧ 禁煙後のフォローも必要．いらいらしたとき，飴やガムになどに頼らず，冷水を飲んだり，歯磨きをしたりするのが効果的なことも伝える．食べるほうに走ると，肥満につながる恐れがあるので注意する．

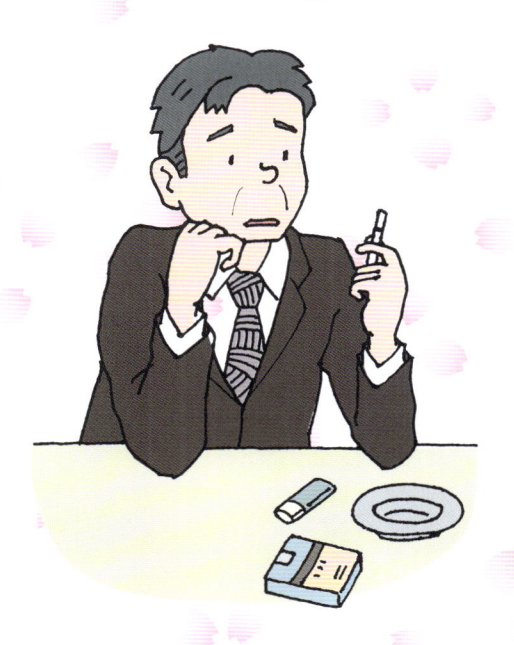

3. 指導のゴールはセルフケアの確立

(1) セルフケアの自立が歯周病克服の契機　*Case 8*

　歯周病はよく再発します．特に重症の場合，その傾向はいっそう高まります．それを繰り返さないためには，私たちの行うプロフェッショナルケアよりも，むしろ患者さん自身によるセルフケアの自立が欠かせません．セルフケアを確立した患者さんの歯肉，特に歯間乳頭などを見ると，歯肉のたくましさを感じます．

●全顎ほぼ5～8mmの歯周ポケット

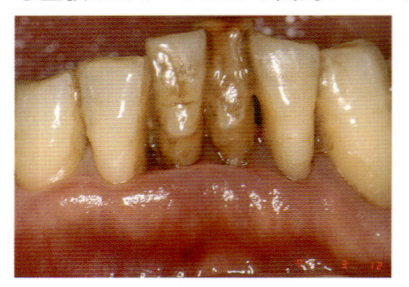

図57　48歳，男性，初診時．全顎にわたる歯周病．歯周ポケット5～8mm．1994.3

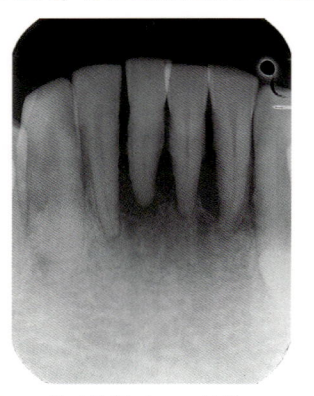

図58　治療開始時のX線像．1994.4

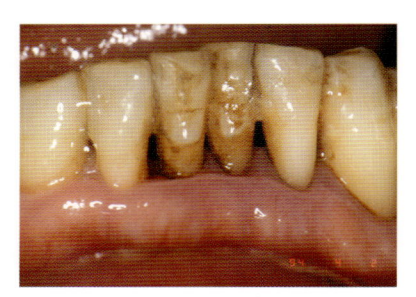

図59　ブラッシングをがんばる．スケーリング前．1994.4

●セルフケアも治療も順調に．そしてメインテナンスへ

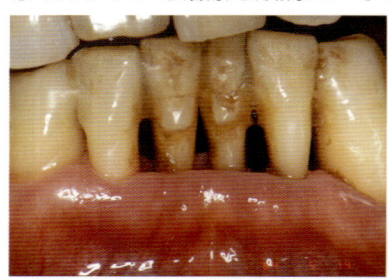

図60　スケーリングから2週間後．1994.5

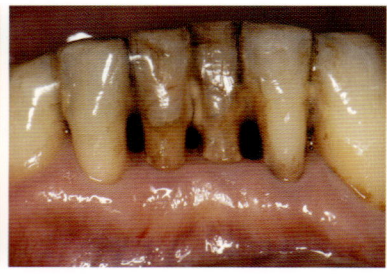

図61　初診から2年後．初めての健診時．1996.2，50歳

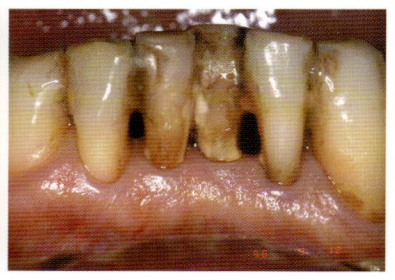

図62　セルフケアが確立．1998.9，52歳

●歯肉は安定し，よりたくましく

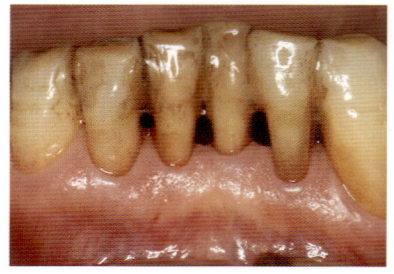

図63　初診から15年半後．歯肉はますます安定．2009.11，63歳

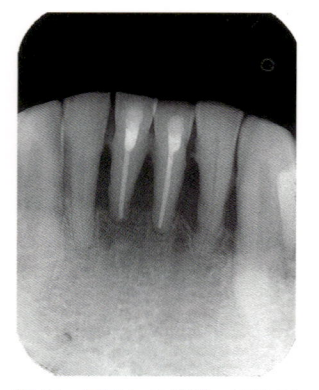

図64　同日のX線像．2009.11

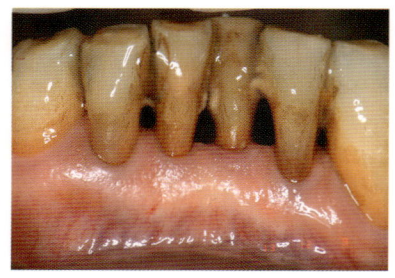

図65　初診から19年後．2013.12，67歳

3. 指導のゴールはセルフケアの確立

●全顎ほぼ5〜8mmの歯周ポケット

　初診は1994年3月，48歳，男性．家電メーカーの技術者です．

　仕事がきついようで，3年前までは1日60本のヘビースモーカーでした．以前から，歯周病のため歯ではさんざん苦労してきたそうです．体調を崩したことをきっかけに禁煙したものの，このところ歯肉が腫れることが多くなり，口臭も気になるので，歯周病を治したいと来院されました．

　これまでブラッシングについての話を聞いたことはあるものの，テクニックの指導は受けたことがないそうです．それでも，自己流で夜は15分も熱心に磨いているとのことでした（図57, 58）．

　歯周ポケットは全顎5〜8mmで，排膿も著しく，特に左側はほぼ全歯に深い歯周ポケットを有していました．ブラッシング指導に熱心に応えてくださったので（図59），1カ月半ほどして，前歯部を暫間固定後，麻酔下でスケーリングを行っていきました．

●セルフケアも治療も順調に．そしてメインテナンスへ

　スケーリング後，「こんなにていねいに歯石を取っていただいたことはありません」とおっしゃっていましたので，きちんとした歯周治療とは出会えていなかったようです．喫煙の影響を感じる歯肉でしたが，治療に対する反応はよく，歯槽骨に沿ってコル状に下がりブラッシングが難しくなっても，ご自身でいろいろな歯間ブラシを用意して取り組まれるほどでした（図60）．

　このころ，転勤で単身赴任の生活をされていましたが，飲みに行く機会は減ったそうです．帰京したときに通院され，全顎の歯周治療を行っていきました．上顎の矯正が始まり，ブラッシングがなおさら難しくなったのですが，鏡を見ながら熱心に磨いたそうです．

　初診から1年半ほどで補綴処置が終わり，メインテナンスに入りました．5カ月後，1回目の健診にはみずからアポイントをとって来院してくださいました（図61）．単身赴任が終わり，自宅に戻っての来院でした．下顎右側の智歯に排膿が見られ，磨きにくいようなので，抜歯を勧めました．

　その後，半年ごとの健診にもきちんと来院され，メインテナンスに入って3年，初診から4年半後には，歯肉は落ち着き，歯間乳頭も順調にせりあがってきています（図62）．セルフケアの確立した歯肉の表情です．

●歯肉は安定し，よりたくましく

　それからさらに11年がたちました．初診から15年半が経過しましたが，歯肉は安定した状態を続けています（図63）．こんなに長くもつとは思わなかった 1|1 も，歯槽硬線や歯根膜腔もはっきりしてきて，安定していることを示しています（図64）．2007年に定年退職を迎えましたが，週に2〜3日の勤務を続けておられます．

　現在，初診から19年半がたちました．仕事からは完全に離れて，趣味に忙しい日々を過ごされているようです．歯肉は相変わらず安定した状態を保ち，たくましさすら感じます．セルフケアがきちんと持続していることの表れなのでしょう（図65）．

歯肉・歯周組織の回復・安定化のメカニズム

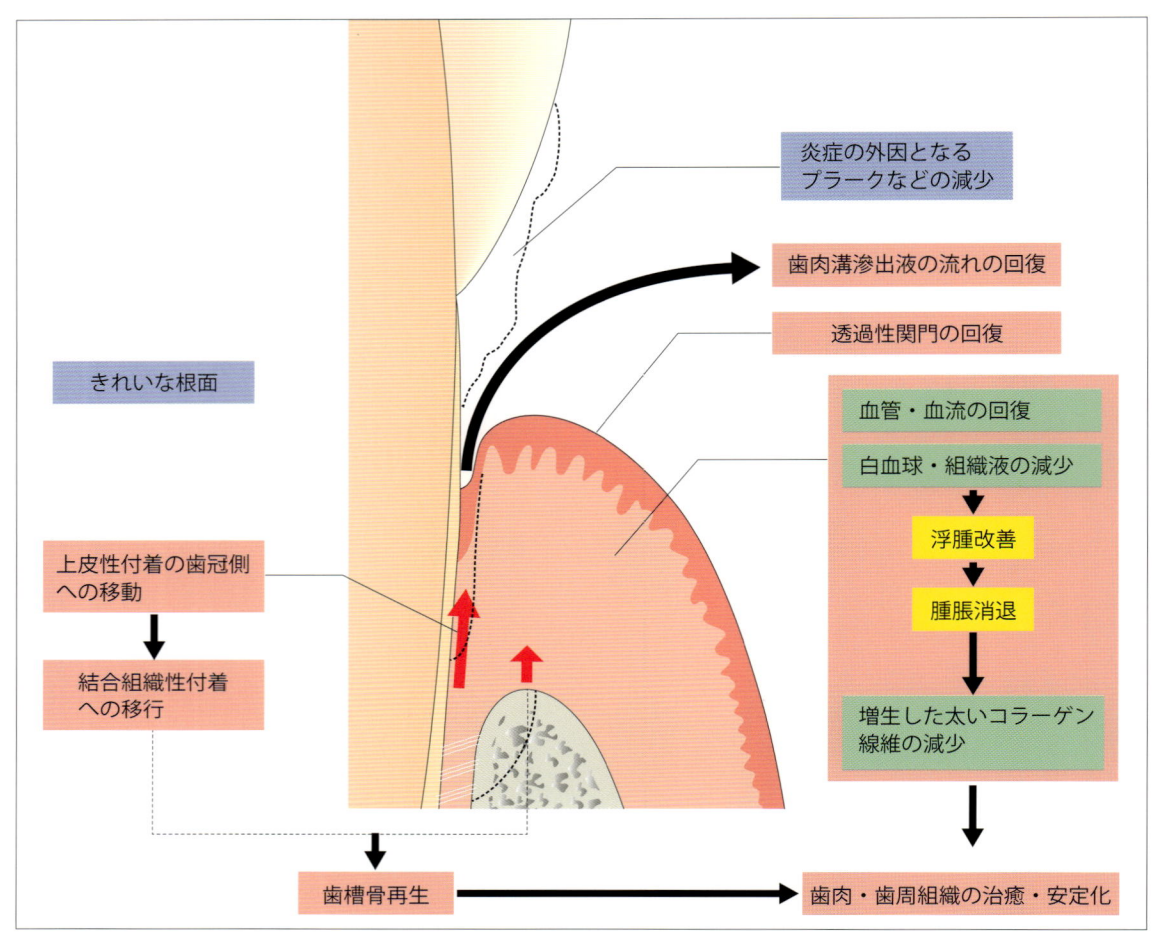

図66 歯肉・歯周組織の治癒と安定化のメカニズム

　歯周病に罹患した症例において歯周組織の回復を図るには，炎症のコントロールと咬合のコントロールが欠かせません．

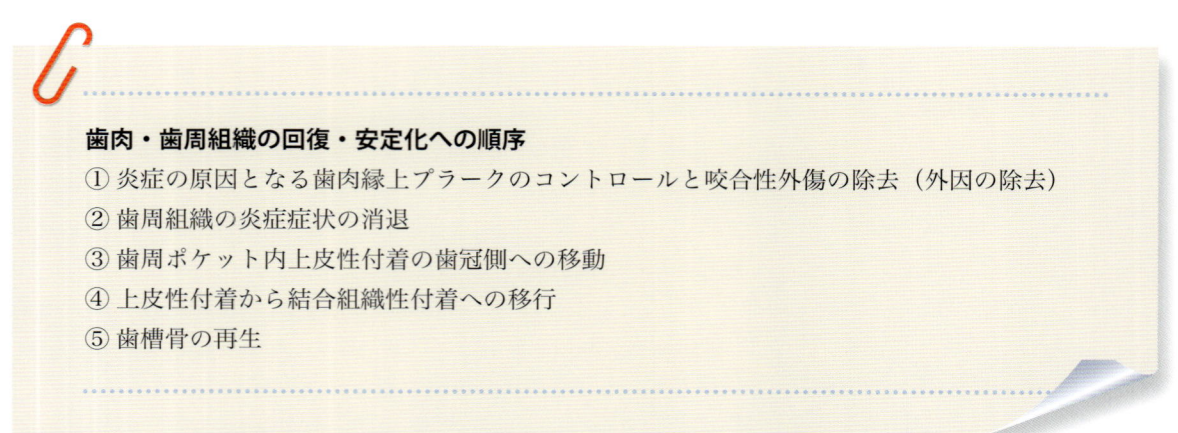

歯肉・歯周組織の回復・安定化への順序
① 炎症の原因となる歯肉縁上プラークのコントロールと咬合性外傷の除去（外因の除去）
② 歯周組織の炎症症状の消退
③ 歯周ポケット内上皮性付着の歯冠側への移動
④ 上皮性付着から結合組織性付着への移行
⑤ 歯槽骨の再生

3. 指導のゴールはセルフケアの確立

歯間乳頭の回復・クリーピングの病理学的背景

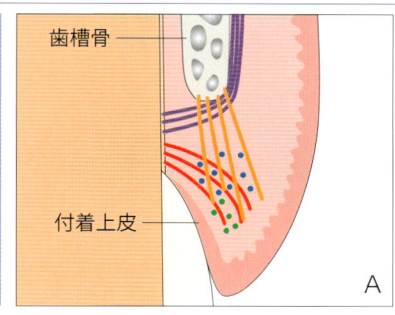

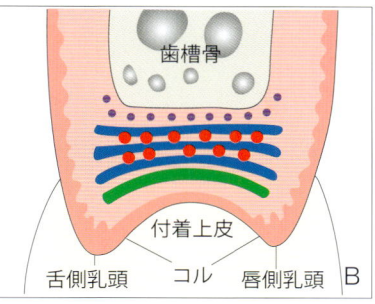

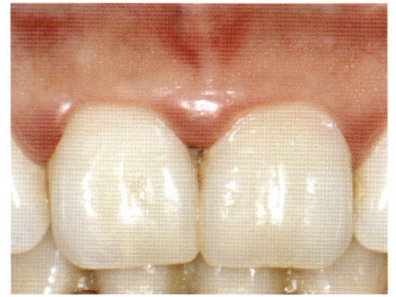

コル部の上皮は組織学的に付着上皮と同じである
A, B：最下段右図（③）参照

― ● 歯・骨膜線維
― ● 歯槽・歯肉線維
― ● 歯・歯肉線維
― ● 環状線維
― ● 乳頭間線維

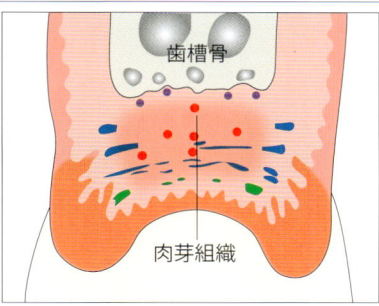

正常
A 歯肉線維（歯槽骨、付着上皮）
B 歯間乳頭の線維（歯槽骨、付着上皮、舌側乳頭、コル、唇側乳頭）

炎症
歯肉の発赤・腫脹
歯肉線維の断裂，滲出，肉芽組織形成

歯間乳頭部に炎症が起こると，歯肉は発赤・腫脹し，主な歯肉線維群（歯・骨膜線維，歯・歯肉線維，環状線維，乳頭間線維）が壊され，炎症の部分には肉芽組織が形成される．

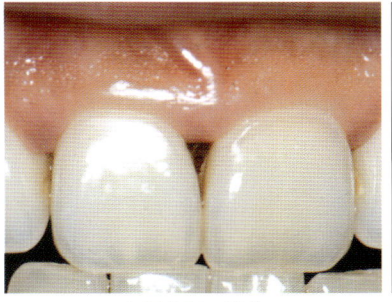

炎症消退
歯間乳頭の消失
長い付着上皮の形成，上皮の短小化，歯肉線維の再構築

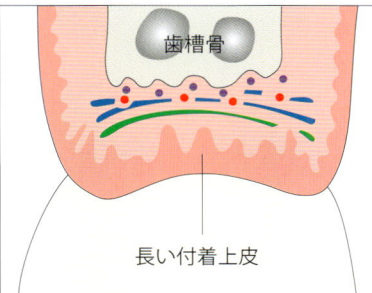

炎症が消退すると肉芽組織が線維化するので歯間乳頭は退縮する．コル部の上皮は長い付着上皮に変化しその後短くなる（短小化）．

クリーピングアタッチメントには，①長い付着上皮の短小化，②歯肉線維のつり上げ効果，③アクチンによる収縮，が必須である．

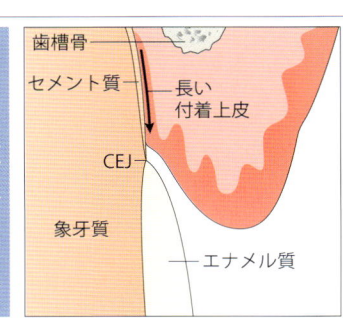

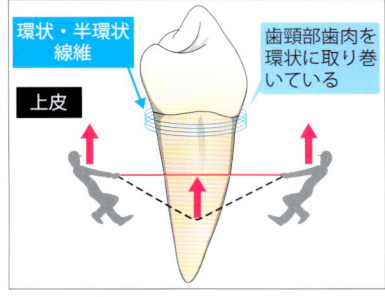

再生
① 長い付着上皮の短小化（歯槽骨、セメント質、長い付着上皮、CEJ、象牙質、エナメル質）
② 線維のつり上げ効果（環状・半環状線維、歯頸部歯肉を環状に取り巻いている、上皮）
③ クリーピング（臨床写真），破線枠 A：歯肉線維，B：歯間乳頭

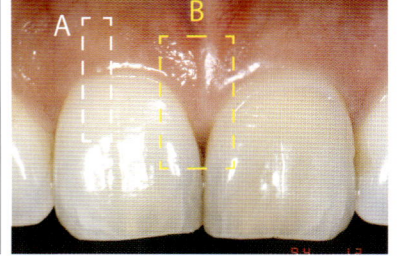

図67 歯間乳頭の回復のメカニズム（下野正基：やさしい 治癒のしくみとはたらき 歯周組織編．医歯薬出版，2013 より，引用・改変）

43

（2）セルフケア維持の鍵　*Case 9*

　歯周病に侵された歯周組織を安定化させ，それを持続するには，ベースにプラークコントロールを中心にしたセルフケアが必要です．セルフケアは，ブラッシングに始まり，食べ物・食事のとり方から生活全般にまで及びます．回復状態を20年間維持している患者さんに，そのヒントがあると思います．

●「歯周治療のブラッシング指導は，絡まった毛糸をほぐすよう」

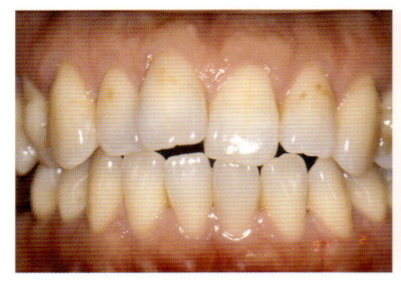

図68　40歳，女性．初診時．知覚過敏を主訴に来院．1991.2

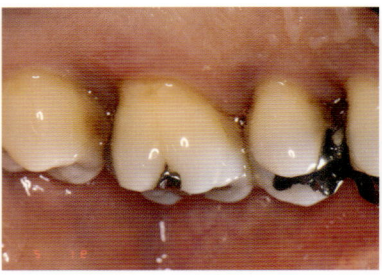

図69　主訴の上顎左側臼歯部口蓋側．歯周ポケット5〜7 mm

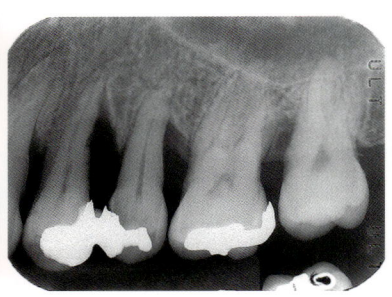

図70　同日のX線像

●「歯のことが気にならなくなった」

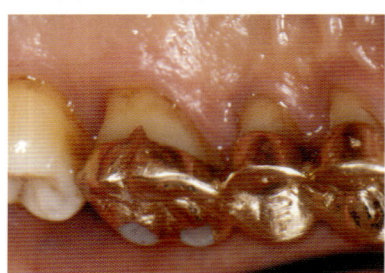

図71　治療終了し，メインテナンスへ．1993.5，42歳

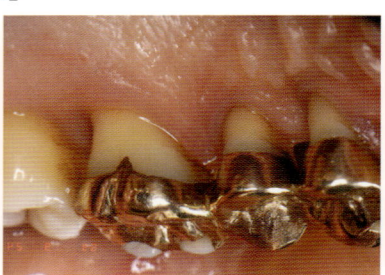

図72　メインテナンス開始から6年後．1999.5，48歳

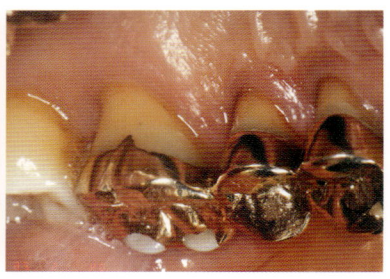

図73　メインテナンス開始から11年後．2004.5，53歳

●セルフケアの本質は，単なるブラッシングでなく，自立した生活そのもの！

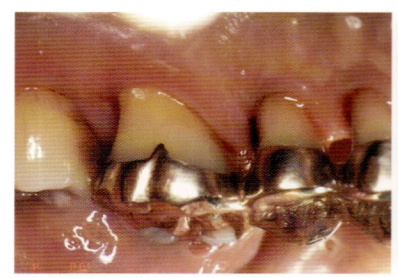

図74　同，14年後．2007.4，56歳

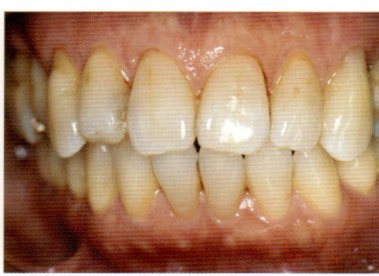

図75　同，15年後．2008.4，57歳

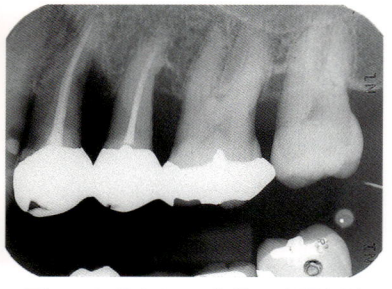

図76　初診から20年後の上顎左側臼歯部X線像．2011.6，60歳

3. 指導のゴールはセルフケアの確立

● 「歯周治療のブラッシング指導は，絡まった毛糸をほぐすよう」

　初診は1991年2月，40歳，女性．主婦ですが，美大出身の芸術家でもあります．

　左側小臼歯が歯髄炎を起こし，知覚過敏を主訴に来院されました（図70）．

　全顎の臼歯部に5〜7mmの歯周ポケットがあり，排膿も見られました．特に上顎臼歯部は，左右側とも骨の吸収が顕著でした．

　歯磨きはていねいに行っているようで，プラークもさほど目立って付着していませんでした（図68, 69）．「その割にこの歯周ポケットの深さはなぜだろう？」と，生活背景などをお尋ねしましたが，患者さんご本人には思い当たるふしがないとのことでした．

　その後，ブラッシング指導と並行しながら，早く落ち着けようと，ただちにルートプレーニング，フラップオペレーションなど全顎の歯周治療を7カ月ほどかけて行っていきました．そんなさなか，患者さんの本音も聞かれるようになり，「ブラッシング指導は絡まった毛糸をほぐしていくようだ」といったユニークな感想が飛び出し，指導するほうも楽しみながら進めていくことができました．

● 「歯のことが気にならなくなった」

　初診から2年3カ月で，小矯正，スプリントを目的にした補綴処置が終了し，メインテナンスに入りました（図71）．

　このころになると生活のことなどもいろいろとお聞きできるようになって，ご主人の仕事の関係でかなり忙しく，生活が不規則で寝不足がちであるなど，歯周病にとって好ましくない内容が次々と把握できました．ご本人も，寝不足が歯肉の変調と無関係でないことを自覚され，生活面でいろいろと配慮や工夫をされるようになりました．もともと健康や食事には気をつけている方なのですが，ちょっと無理をすると歯肉から出血するなど，変調を的確に見つけては来院されるような，自主的なメインテナンスが続きました（図72）．

　その後も自主的なメインテナンスは続き，11年目ごろには，「歯のことが気にならなくなった」とおっしゃるようになり，ブリーディングテストでも1, 2点で出血が見られるだけという状態になりました（図73）．

● セルフケアの本質は，単なるブラッシングでなく，自立した生活そのもの！

　その後も，確立したセルフケア，自主的なメインテナンスを継続され，多少，処置したところもありますが，大きな変化は起こっていません．メインテナンスも，開始後14年（図74），15年（図75），初診から20年にあたる18年後（図76）と，順調に重ねていきました．

　この方のセルフケアは，単にブラッシングにとどまらず，生活全般に及んでいるように思われます．セルフケアの本質は，自立した生活そのものだということを，私たちに感じさせてくださっている患者さんです．

　最近は，相変わらず忙しいなか，時間を捻出して，ライフワークにされている手作り絵本にも情熱を傾けて取り組んでおられます．

患者さんの目から見ると……

「チリョウの旅」（患者さんからのお手紙）

　笑うときれいに並んだ歯に一つも心配なかったのに、硬いものを噛むと歯が揺れる、家族から口が臭いと言われ、さらに前歯の1本が前に出てきているような。まぎれもなく歯槽膿漏です。もうこれ以上ほっておけないと観念し、三上先生のところに予約を入れました。

　何とも気の重い治療も、医療器具の進化で、診察台は（ときには寝てしまうほど）ベッドのようですし、唾液は常にバキュームで吸われ、むせやすい私はたいへん助かりました。歯ぐきの深さを計る器具（ナンミリさん）が「キンシン8ミリ」とか言って興味深かったり、歯の撮影ではヒドイ顔を見られることに耐えましたが、皮膚の弱い私は口角が裂けそうで、ヴァセリンのようなものを塗ってもらえれば有難いかなと感じました。

　先生からは治療の前に丁寧な説明があります。いざ始まると、やはり身構えてしまって体に力が入ります。あらゆる想像の翼？を広げて緊張しないように努力するも、何か気が紛れるものがあればいいなと思います。たとえば音楽が流れるヘッドホーンをする、でも先生の声は聞こえる。ちょっと矛盾していますが、アッと驚くようなものが開発されるといいですよね。

　私の治療で一番の辛抱どころというと、歯ぐきを切って開いて掃除して、また縫ってを何回も繰り返したことです。口の中で大工事をやっている不安とストレス、治療に通うことがつらくなった時期があり、もっと歯のことを気をつけていればと後悔や喪失感もありました。いまからでも丁寧な歯みがきをしようとポジティブに考え、衛生士さんとの会話で気持ちを切り替えながらつらい峠を越えました。

　あるとき、先生が「僕は口の中から世界をのぞいているんですよ」とおっしゃって、「その人の生活から環境、考え方、世の中の流れまで、患者さんと向き合っているとわかるんです」。そして、歯科医師としての役目とは何ぞや？と話が続きました。そのときの見透かされた感じと、先生の正義感あふれる考え方が強く印象に残っています。

　そんなおつきあいが2年ほど続き、絡まっていた毛糸が少しずつほどけキレイな毛糸玉になったような気分になりました。先生や衛生士の皆さんとの穏やかな応対の中で、お互いの気持ちをわかり合えた結果だと思います。本当に感謝です。先生には「この先、ケアを怠るとひどい目にあいますよ」とプレッシャーをかけていただくのも治療の一つでしょうか。おかげさまでいまは「ずーっと自分の歯で」の旅の途中におります。

セルフケア確立への配慮・作戦

●セルフケア確立のために
1. 指導の順序
   ① ブラッシングのテクニック指導を入り口にする．
   ② 食事，生活へと徐々に指導内容を広げていく．
2. ブラッシング指導のポイント
   ① 磨ける磨き方を伝える（毛先磨き）．
   ② 1回の指導は，短く，簡単に．
   ③ プラス志向のほめる指導．変化があったら何回でもほめる．
   ④ 見てわかる，感じてわかる，身近でわかりやすい目標を示す．
3. 歯肉の改善を体験
   ① 歯肉に注目してもらい，ブラッシングでその改善を体験してもらう．
   ②「歯肉は自分で治せる，守れる」ことを伝える．
4. 生活・食生活の指導
   ① 生活・食生活の指導は指示的にならないよう注意する．
   ② 患者さんとともに悩み，患者さん自身に解決法を見つけてもらう．
5. メインテナンスの前に
   ① メインテナンスに入る前に，これから起こりうる症状を伝えておく．
   ② 見てわかる，感じてわかる症状を種まきしておく．
6. 健診のアポイント
   ① 健診のアポイントは，患者さん自身に電話でとってもらう．
   ②「自分の健康は自分で守る，医院はそのお手伝いをする」という姿勢で．

　歯科における慢性疾患の予後を決定するのはセルフケアで，その本質は，自立した生活にあります．プロフェショナルケアは，それを支援するだけです．

　この症例と次の症例を通して，このことをとても強く感じます．もちろん，「自立した生活とは何か？」「どう指導していくのか？」「指導できるのか？」「指導すべきものなのか？」についてはさまざまな意見があると思います．
　私は，「自立した生活」とは「その人がその人らしく生活すること」だと考えています．歯科疾患が原因で，その人らしく生活できなくなったところを支えるのが「プロフェショナルケア」であり，「歯科医療」だと思っています．ですから，個々の情況によってプロフェショナルケアの内容・頻度などは異なってきます．

II編　歯周病とその背景を診る

(3) 生活改善への意志が芽生えたらゴールが見えてくる　*Case 10*

　若くして重症の歯周病に侵された方です．その危機感から，ブラッシングはもちろん喫煙習慣，食生活の改善にもいろいろと取り組もうと悪戦苦闘されました．セルフケア確立のために生活を変えることは大変難しく，振り返ってみると，患者さんの性格にもずいぶん配慮しながら指導したように思います．

● 上京し，一人孤独にがんばる日々

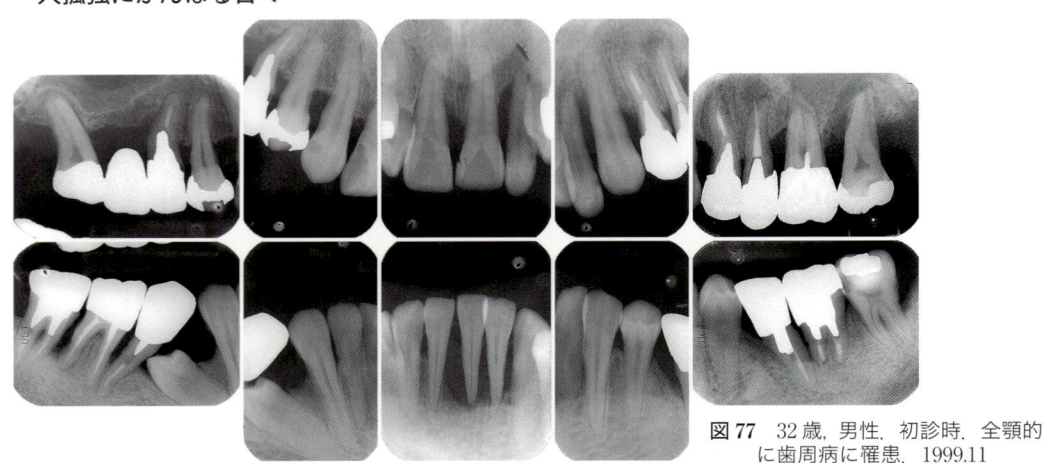

図77　32歳，男性．初診時．全顎的に歯周病に罹患．1999.11

● 悪戦苦闘したが，戻りやすいのも生活

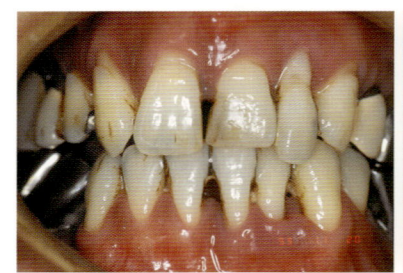

図78　初診時の口腔内．1999.11

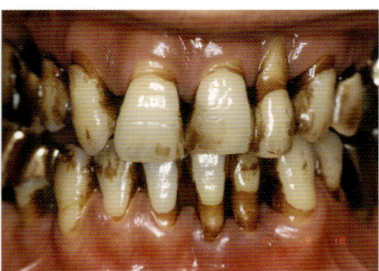

図79　メインテナンスへ．2001.8，34歳

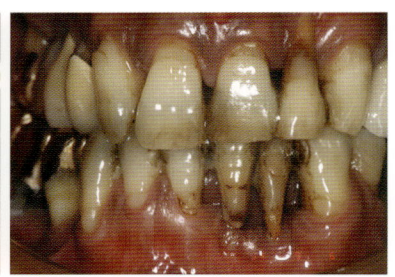

図80　初診から15年後．転職．2014.9，47歳

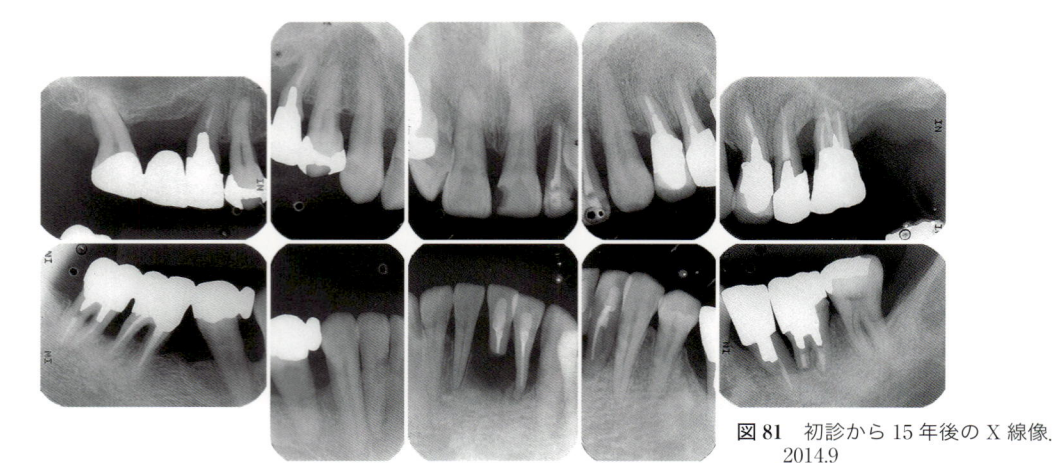

図81　初診から15年後のX線像．2014.9

●上京し，一人孤独にがんばる日々

　初診は1999年11月．32歳，男性．通信会社にお勤めの方です．

　5，6年前から歯肉が腫れだして不安になり，歯科医院をいろいろ探した末に，当院に来院されたとのことでした．歯科治療は子どものころからたびたび受けていたそうですが，この2年ほどは歯科医院には行っていないとのこと．歯磨きは1日2回．歯ブラシは，歯肉を傷つけやすいので軟らか目のものを使っていると，持ってきてくださいました．口腔内を診査すると，ほぼ全顎にわたり5～9 mmの歯周ポケットがあり，排膿もあちこちから見られました（図77，78）．喫煙者の歯肉らしく，プラークが少ない割に歯周ポケットが深く，腫脹などの炎症症状は顕著には見られませんでした．

　九州から東京に出てきて就職，一人暮らしをしてがんばっているとのこと．食事は，朝はバナナと牛乳，昼は社員食堂，夜は外食か出来合いの弁当，タバコは1日20本ぐらい，夜も遅くまで仕事のことが多い，といった生活を送っているとのお話しでした．性格的には少し弱々しさを感じさせる方でした．

　歯肉の腫脹は目立たず，プラークの付着も少ないので，ブラッシング指導だけで引っ張るのは難しいと考え，食事指導や禁煙指導も，早い時期から並行し行っていきました．しばらくして，「タバコはやめられないけれど，炊飯器を買おうかな」とおっしゃり，朝食をきちんととるようになり，食生活改善の努力を始めました．ときどき食事記録（50ページの図82，83）をとって，ともに考え，ときには具体的に料理のレシピも渡したりしました．タバコは，禁煙したり，減らしたりが続きました．患者さんの性格から，指示的な指導になってしまったのもやむをえなかったかなと思います．

　歯周治療や小矯正，補綴処置など，1年半ほどかけて一通りの治療を終え，メインテナンスに入りました（図79）．

●悪戦苦闘したが，戻りやすいのも生活

　メインテナンスに入っても喫煙は続き，外食や夜更かしも多くなったりして元の生活に戻りやすく，不思議と，健診の時期になると深い歯周ポケットから出血があったり，腫れたりを繰り返し，それまで行ってきた指導の確認をするような状態が続きました．

　それでも，完全に元に戻るわけではなく，外食をしても野菜を多くとるとか，揚げものを控えるようにとか気を遣い，丸呑みせずによく噛むなど，それなりに注意しているようでした．

　少しでも歯肉に異変を感じると来院し，メインテナンスを受けるといったかかわりで，少し依存的ではあるのですが，この患者さんにとってはこの範囲がセルフケアの確立であり，自立した生活なのでしょう．少しずつ生活を修整しながら15年が経過し，少し安定し，先が見えてきたように思えます（図80，81）．

　いまだに独身で，大きな生活の変化はなかったのですが，ここにきて転職されることになりました．

食事指導に便利な記録・点検表

　ミカミ歯科で活用している食事記録表と食事点検表です．前ページで紹介した患者さんの記録を記入しています．2つの表は，横浜の鈴木歯科医院・鈴木和子先生（管理栄養士）が考案されたものです．

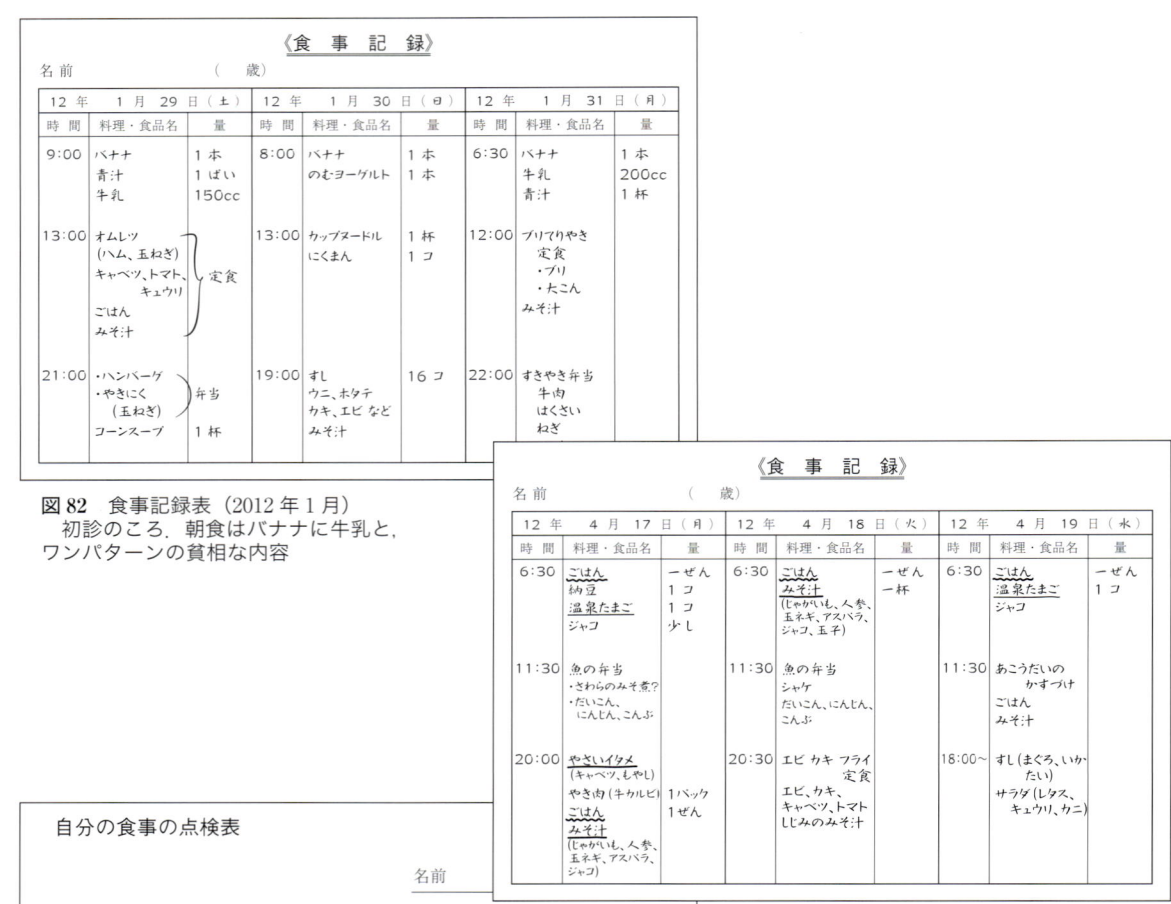

図82　食事記録表（2012年1月）
　初診のころ．朝食はバナナに牛乳と，ワンパターンの貧相な内容

図83　食事記録表（2012年4月）
　3カ月後．気をつけていろいろなものを食べるようになった

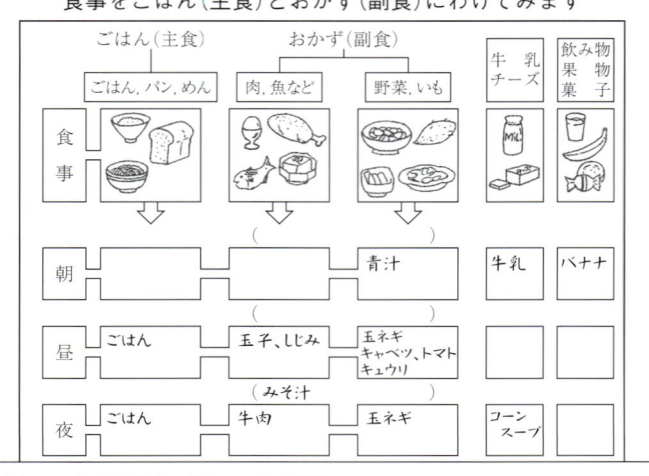

図84　食事点検表（下1/3を省略）
　図85をチェックしてみると空白が目立ち，食のアンバランスが一目でわかる

DHの知恵袋　食事・生活指導のポイント

　患者さんがむし歯や歯周病になった原因を推し量ると，食事や生活習慣の問題点が思いあたる例は，日常臨床でしばしば経験します．しかしそれを指摘し，変えてもらうのは，とても難しいことです．食事も生活も，患者さんにとっては長い年月をかけて身についた習慣だからです．まして，若い指導者からあれこれ指示されても，そう簡単には気持ちは変わりません．

　これらの指導にあたって大切なことは，患者さん自身が問題点を自覚することだと思います．あとは，情報を伝え続け，患者さんに任せるしかないのではないでしょうか．私たちの医院では，以下のようなことに気を配っています．

① ブラッシングの技術に問題が見あたらなくとも，歯肉やプラークの付着状態が改善しないことがある．原因を突き止めるには，歯肉を診る目が大切．甘いものの摂取も，喫煙も，病気も，生活の乱れも，歯肉に現れ，歯肉の表情が変わる．
② 食事や生活はプライベートなことなので，だれでも，よほど自信がないかぎり他人には話したくない．患者さん自身が原因に身に覚えがないとき以外，真正面から尋ねても身構えられてしまう．だから，食事・生活指導は難しい．雑談から入り，時機をみて食べるものや食べ方に話題を振るのが効果的．
③ 食事や生活には，栄養や健康面だけではなく，人間関係や，ストレス，生き方などもかかわる．そのことを頭の片隅において，患者さんの話を聞くようにしたい．あれこれ指示するより，まずはよく話を聞くことが大切．
④ 歯科の場合，甘いものをとる量や食べ方から話題にしていくと，指導に入りやすい．甘いものが大好きな人には，偏食傾向が強いことが多い．
⑤ 歯科で食事全体について細かく指導することは難しい．食事記録や点検表を使い，規則正しい，バランスを考えた食事を自覚してもらうだけでも，十分効果を上げることはある．
⑥ 食事記録は，患者さんが原因を知りたいと思ったときに使用すると効果的．
⑦ 改善した歯肉が後戻りしたり，根面カリエスができたときなどが，指導のチャンス．
⑧ 甘いものの量や質などは，患者さんの物差しを鵜呑みにして判断しがちなので，具体的に聞き，たびたびチェックすることが必要．
⑨ 軟食の弊害や，よく噛むことの大切さ，姿勢をよくして食べることなども伝えたい．唾液の分泌量や，歯並びにも影響する．
⑩ 高齢者への甘いものの食べ方の指導は，これから必要性が高まりそう．禁止や制限ばかりを強調するのではなく，上手に食べる指導を心がけたい．

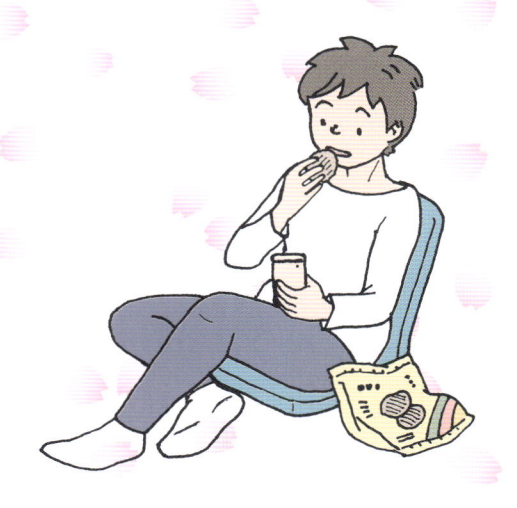

Ⅲ編　むし歯とその背景を診る

1. 子どものむし歯ができるとき

(1) 成長のターニングポイントで　*Case 11*

　子どもは日々成長し，変化し続けています．この患者さんのご家庭でも，健康な育児を目指し子育てをしていたのですが，何度かむし歯をつくってしまいました．その原因を読み解いてみると，そこには子どもの生活の変化がありました．それも，成長とともに，自立へ向かう過程での出来事でした．

●1回目のむし歯は保育園から小学校に上がるとき

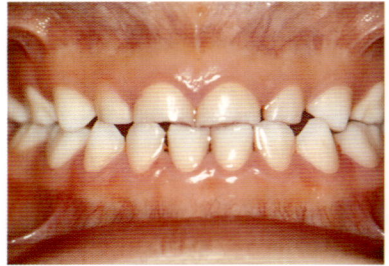

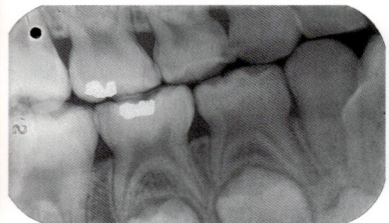

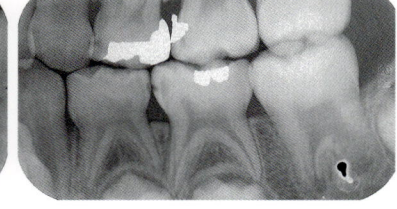

図1　6歳，男児．初診から2カ月後，3本のむし歯を治療後，経過観察．1979.2

図2, 3　小学校入学．2年生になる直前の健診で，むし歯が数カ所に見つかる．保育園生活から学校生活への変化も影響してか？　1980.3，7歳

●2回目は学童保育を卒所してカギっ子になったとき

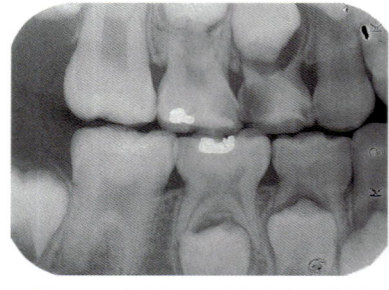

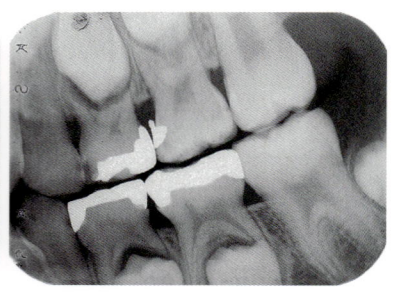

図4, 5　小学校4年生になり，学童保育を卒所してカギっ子生活になる．再びむし歯が3カ所ほどに見つかる．1982.9，9歳

●3回目は受験・浪人生活で

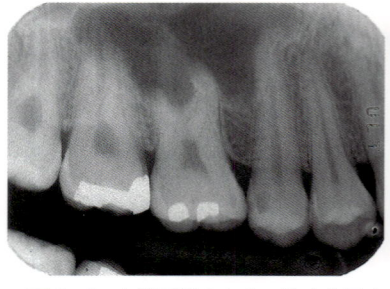

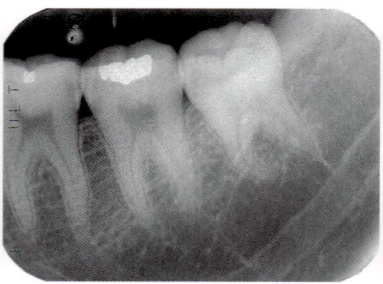

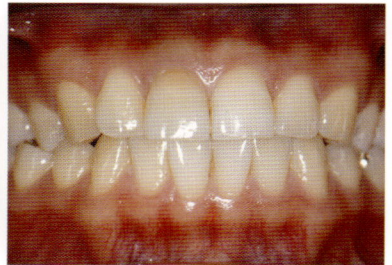

図6〜8　大学受験のための浪人生活中．夜更かし，夜食など，これも自立生活への過程．1992.7，19歳

1. 子どものむし歯ができるとき

● 1回目のむし歯は保育園から小学校に上がるとき

　初診は1978年12月．5歳，男児．3人兄妹の第1子で，お母さんは看護師です．ご自身がむし歯で苦労したので，子どもの歯はむし歯にしたくないと受診したそうですが，このときすでに3本のむし歯ができていました．

　この子は出産後，家庭と病院の保育園で育ちました．当時は子どものむし歯の大洪水の時代で，むし歯の予防法もまだ確立していませんでした．

　4～5カ月ごとに来院してもらいながら，経過を見ていくことにしました（図1）．お母さんはお子さんの歯磨きを始め，生活面でもそれなりに気をつけてはいたのですが，ちょうど小学2年生になる直前の健診時に，まとめて数カ所のむし歯が見つかりました（図2，3）．以前からあったむし歯が，この時期の健診で見つかったのかもしれません．

　小学校に入学し，学童保育に通うようになり，生活や精神面で大きな変化があったことが気になりました．学童保育が終わってからは，そのまま家に帰る日もあれば，以前通っていた保育園に顔を出す日もちょくちょくあり，生活習慣が確立していない様子でした．

● 2回目は学童保育を卒所してカギっ子になったとき

　その後も定期的に健診に来院し，充塡のし直しなどはありましたが，安定した状態が続きました．前歯部のクロスバイトの矯正をすることになって，指導の機会も多く，ブラッシングも上手になっていきました．

　ところが4年生になった9月の健診時に，再び3カ所にむし歯が発見されました（図4，5）．3年生までと決められている学童保育を卒所してから，放課後，そのまま自宅に帰るカギっ子生活になったことが，この新たなむし歯の遠因になっているように思えました．家に帰るとまず冷蔵庫をのぞいていたそうです．下校後，お腹もすくだろうし，一人で寂しくしていれば口寂しく，何か口にしたくなるのは十分理解できる行動です．

　考えてみると，学童保育を卒所したあと保護者が家にいない場合，放課後の時間を自立して過ごさなければならなくなります．9歳の子にとっては大きな生活の変化であり，精神的にも大変なことだろうと推察できます．

● 3回目は受験・浪人生活で

　その後，成長とともに健診のための来院がだんだん不定期になり，中学生のとき，小窩カリエスが数カ所，高校1年になって隣接面カリエスが1カ所でき，治療しました．ずるずるとした生活が反映しているのかもしれませんが，来院時の歯肉を診ると，歯磨きをさぼっているようにはみえませんでした．

　その後は高2，高3と来院が途絶え，久しぶりに来院したのが大学受験のための浪人生活をしている最中でした．口腔内を診てみると，3カ所に新たなむし歯ができてしまっていました（図6～8）．歯肉は整っています．

　むし歯の発症には，患者さんの持っている口腔内細菌と，食習慣とが大きく影響することを強く感じます．そして，食習慣に大きく影響するのが，ストレスであり，生活なのでしょう．

むし歯予防の指導ポイント：できたむし歯を活かす指導

むし歯を予防するにはブラッシングは大切かもしれませんが，もっと大切なのは生活，特に食生活に気をつけることだと思います．むし歯ができてしまう患者さんには，そこに問題があることが多いようです．けれども，それを変えるのは大変難しいことです．

変えることのできる数少ない機会が，子どもにできたむし歯を目の前にしたときで，そのときこそが，食生活指導の絶好のチャンスです．

① 応急処置後が大切：むし歯のできた原因をともに考える．痛みがあり治療困難な状態でも，歯磨きでう窩をきれいにすると痛みはほとんどの場合治まる．
② 甘いものから聞いていく：よく食べるもの，食べる時間と頻度を聞く．おやつクイズを活用する．
③ 偏食傾向を聞く：甘いもの好きは偏食傾向になりやすい．
④ 3度の食事・生活リズムを聞く：おやつの時間との関係，睡眠・昼寝との関係，運動・活動量など，食事に影響することを聞く．
⑤ おやつの食べ方：時間・量・場所を決める．
⑥ 1/2作戦：甘いものを減らしたいとき，1回に食べる量を1/2にしてもらう．
⑦ むし歯を治さないでおいておく：前歯などで痛みの出る心配のない歯を選び，サホライドを塗布し，黒光りするぐらい磨いてもらう．
⑧ 治療が終わったら：もう一度問題点を確認する．
⑨ 歯磨きをセレモニーに：食後の歯磨きは「ごちそうさま」．

答
大福もち　　3本
メロンパン　　4本
スポーツドリンク　　4本
チョコ菓子　　2本
アイスクリーム　3本
ヨーグルト　　2本
炭酸飲料　　7本

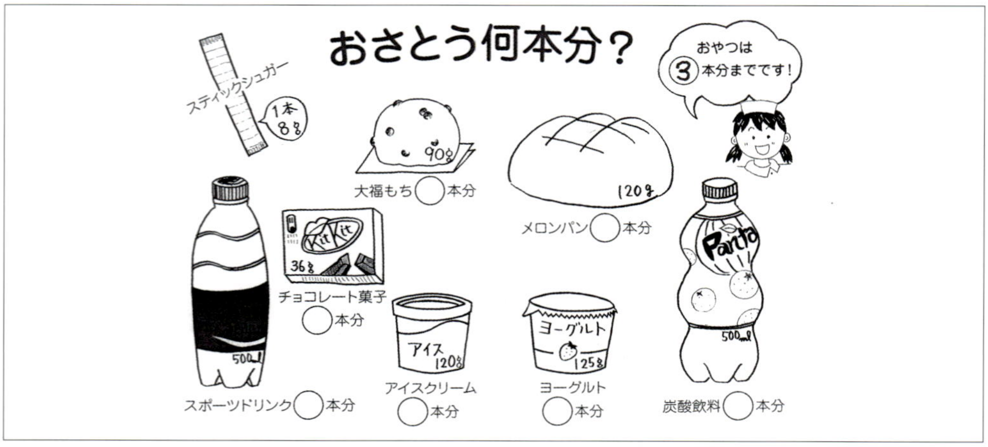

図9　おやつクイズ
　ショ糖に限らず，ブドウ糖，水飴なども甘いものとしてとらえてもらいたいので，「おさとう」に含めて考える．おやつとして食べてよいさとうの量はスティックシュガー3本（18〜24 g）まで．スティックシュガーは1本 6〜8 g のものを使っている．子どもだけでなく，大人にも活用している．甘いものもいろいろ変えて活用している

DHの知恵袋　年齢に合わせた指導のポイント

　子どもの指導をするときには，年齢に応じて，言葉遣いをはじめ，押さえておきたいポイントがあります．

1．幼児期
① まだ，ブラッシングの習慣づけが大切な時期なので，楽しく，痛くないよう磨くことと，磨いてあげることの大切さを伝えたい．「ごちそうさま」のけじめに歯磨き．
② 子どもと仲よくなることが第一．てこずるときは，保護者となごやかにお話しする光景を子どもに見てもらうことから始める．医院を出るときには，笑顔で次につなげる．
③ 目線は子どもの高さで，単純な言葉で，言葉がけは元気よく，よくほめる．
④ おやつなどの食べ方は，クイズなどで楽しく伝える．
⑤ 保護者の方へは，点検磨きだけでなく，生活リズムを整えること，食べものと食べさせ方の管理などもわかりやすく伝える．子どものためとなると，がんばってくれる方が多い．

2．学童期
① ブラッシングを，徐々に一人で上手にできるようになっていってほしいので，テクニックや磨きにくいところなどを教えていきたい．磨けたら，おおげさなくらいにほめる．甘いものの食べ方なども自立してほしいので，クイズなどで楽しく伝える．自立への準備期．
② プラークの染め出しなどにも夢中になって取り組んでくれる時期なので，うまく活用したい．
③ 歯の交換期でもあり，口の中の変化が著しく，いろいろと興味をもって観察してもらうのに格好の時期．歯肉炎やプラークなども見せてあげたい．

3．中・高校期
① あれこれと言われるのが嫌いな時期なので，親の目線で話すのではなく，医療職の目線で聞いたり，話したり，接するようにする．
② 部活や勉強・塾などで生活・食事が乱れやすい時期なので，ブラッシングだけでなくジュースやお菓子などの間食のことも積極的に伝えたい．ただし，説明先行にならないよう注意し，話もよく聞いてあげる．
③ 無口で反応がつかみにくくなる子も多くなる時期．部活のこと，ダイエットのこと，口臭のことなど，興味をもってくれそうなことからアプローチしていく．
④ 話しを引き出すのが難しいとき，親の目線で接しないよう，聞き手自身の主観を入れないよう，話を整理しないよう，注意して聞く．「あなたの年代のことが知りたい！」といった姿勢で聞くと，親に言えないことも話してくれたりすることがある．結構，喋りたい，自己主張したい時期でもあるようなので……．
⑤ なるべく自分の口の中を見てもらい，興味をもってもらうようにしたい．

Ⅲ編　むし歯とその背景を診る

(2) こじれた母子関係から　*Case 12*

　育児がスムーズにいかないことから母子関係が悪くなり，それが原因でむし歯をつくってしまう場合があります．このお子さんで，むし歯が子どものネグレクトや虐待をも反映していることを経験しました．

● 保育園から紹介され来院

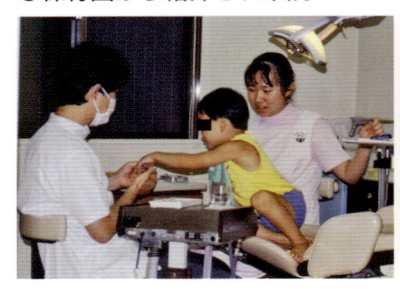

図10　4歳，男児．初診から2カ月後．治療の練習．1989.7

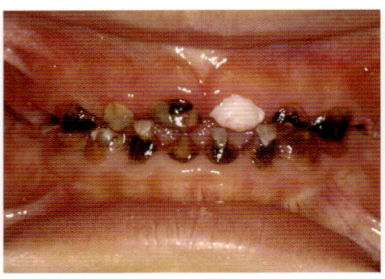

図11　初診から4カ月後，初めて撮れた口腔内写真．1989.9

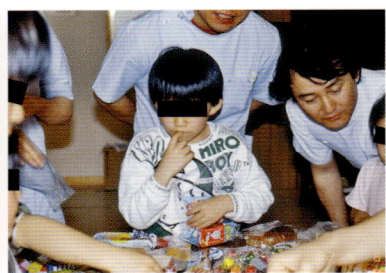

図12　むし歯予防教室，おやつ選び

● 追いつかなかった治療が，やっと追いつく

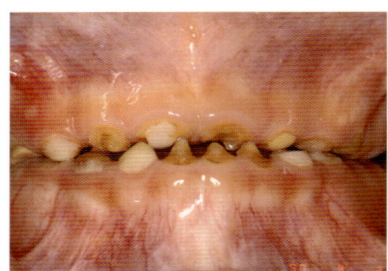

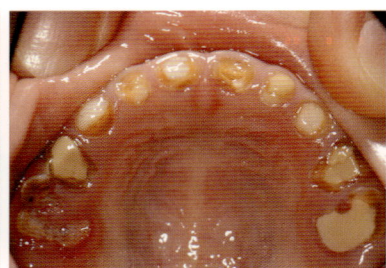

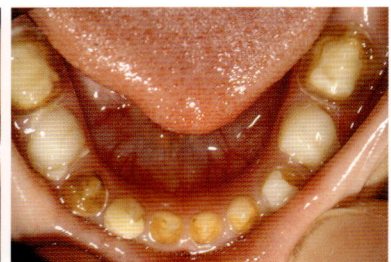

図13～15　むし歯の進行が速く，歯が溶けるような状態が続いていた．初診から1年3カ月，やっと治療が追いつく．全歯根管治療．1990.8，5歳

● なるべく自立へ

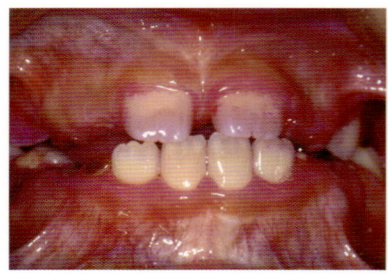

図16　交換期に突入，自立へ向けてスタート．1992.12，7歳

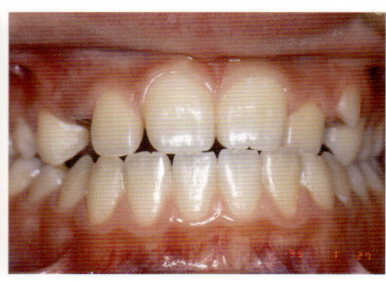

図17　上手に磨けるようになったのだが…．1996.1，11歳

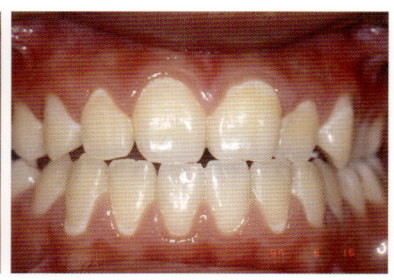

図18　弟が生まれ，気持ちが不安定に．1997.6，12歳

1. 子どものむし歯ができるとき

●保育園から紹介され来院

　初診は1989年7月，4歳，男児．いまでいうアスペルガーのお子さんです．お母さんは育児に戸惑い，母子関係がスムーズにいかず教育相談を受けた結果，母子を離す時間をつくるため保育園での生活を勧められました．その保育園から紹介されての来院でした．

　この1年ぐらいで急激にむし歯が悪化し，歯科治療でさんざんいやな思いをしたとのこと．落ち着きがなく，とても治療ができる状態ではありませんでした．診療室に慣れてもらおうと，治療の練習から始めましたが，集中できません（図10）．お母さんの表情も硬く，冷たくしかるばかり．日常的に，万事がこのような関係なのだと思えました．

　子育てに関して多くのことをお願いすると，より母子関係の悪化を招くのではないかと懸念して，お母さんには，根気よく通院してもらうことだけをお願いしました．指導は，治療と並行してなるべく本人に対して行うことに決めました．

　夜更かしで，ジュースをよく飲み，アイスクリームもよく食べる，甘いもの漬けの生活でした．月に3, 4回のペースで来院しましたが，歯はみるみる溶けて尖っていき，あちこちが次々と腫れることを繰り返し，治療が追いつかない状態が続きました（図11）．指導も治療も，とにかくほめて，自信をつけてもらうように心がけて対応していきました．

●追いつかなかった治療が，やっと追いつく

　初診から1年ほどたち，やっとタービンを使って治療ができるようになりました．保存可能な歯はすべて根管治療し，コンポジットレジン充塡を行い，1年3カ月かかってやっと治療が追いついた感じでした（図13～15）．

　痛くならなくなり，きちんと食事ができるようになりました．食べものとそのとり方にも自覚が生まれて，甘いものはだいぶ減り，ダラダラとは飲んだり食べたりしなくなりましたが，夜のアイスクリームだけはやめられないようでした．保育園からの報告では，このころやっと友だちと遊べるようになったとのことでした．

　お母さんの表情も明るくなり，余裕が感じられようになりました．むし歯予防のおやつ教室にも積極的に連れてきてくださいましたし（図12），定期健診にも欠かさず来院されるようになりました．

●なるべく自立へ

　6歳臼歯の萌出に始まる永久歯への交換の時期になり，咬合誘導が必要になったのを機に，ブラッシング指導を，なるべく保護者に頼らず本人に対して，細かく行っていきました（図16）．甘いものはだいぶ減りましたが，アイスクリームは依然やめられず，偏食傾向もあったため，指導は食事全般にまで及びました．

　11歳になったころには，野菜も外ではしっかり食べるようになり，ブラッシングもほめられるほど上手になっていました（図17）．翌年，第2子の弟が生まれ，ちょっと不安定になったのか，甘いものがまた増え，口腔内に少し汚れが目立ちました（図18）．

　一連の対応がよかったかどうかはまだわかりませんが，むし歯だらけの乳歯の状態からは脱却でき，親子関係も，そう悪くはならず維持されているようにみえます．

子どものむし歯予防指導の留意点

　子どものむし歯予防は，「健康な育児そのもの」です．子どものためということになると，保護者の方々は健康的な生活を目指して協力してくれます．

表1　子どものむし歯予防指導の留意点

	子どもへ向けては"自立"	親へ向けては"支援と管理"
食後の歯磨き習慣づけ	・「ごちそうさま」の後は歯ブラシを口へ ・3歳ごろまでには習慣づけ	・親子で一緒に行うことが大切 ・まずは，習慣づける
ブラッシングテクニック	・年齢に応じた練習・習得をする ・3～4歳ごろまでには上の歯や内側に歯ブラシが当てられるようになるように ・4歳を過ぎると鏡を見られるように，手首も使えるように	・子どもの歯磨きを見ていて，声がけをする ・点検磨きをする ・点検磨きは，無理せず，痛くないよう，楽しくを心がける ・点検磨きの回数は年齢に応じて変える ・点検磨きが，磨き方を伝える方法でもあることを伝える
おやつ	・甘いものは1日1個 ・だらだら食べない	・時間と量と場所を決めて与える ・食事の邪魔にならない時間に与える
食事	・好き嫌いなく，何でも食べる ・よく噛んで食べる	・規則的に，決まった時間に食事をする ・「早く食べて」ではなく「よく噛んで食べて」と声がけするよう伝える ・飲みもので流し込まないようにする
生活のリズム	・「よく遊ぼう」と伝える	・早寝早起きを心がける ・決められた時間に食べ，活動し，寝る ・生活リズムを規則的に整える

●点検磨きの方法

　点検磨きを子どもがいやがる原因の多くが，「痛いから」ということのようです．痛くないように磨くためのポイントを紹介します．

① 肩の力を抜いて磨いてあげる．
② 唇をつままないよう，指の腹で頬を持ち上げるようにして歯ブラシを動かす．
③ 小帯を傷つけないように磨く．
④ 嘔吐反射を起こさないよう，のどをつつかないよう，きちんと見て歯ブラシを動かす．
⑤ 子どもの頭を安定させて磨くと，磨きやすくなる．膝の上に子どもを寝かせると子どもの頭が安定し，上から覗き込むようにすると，口の中がよく見える．

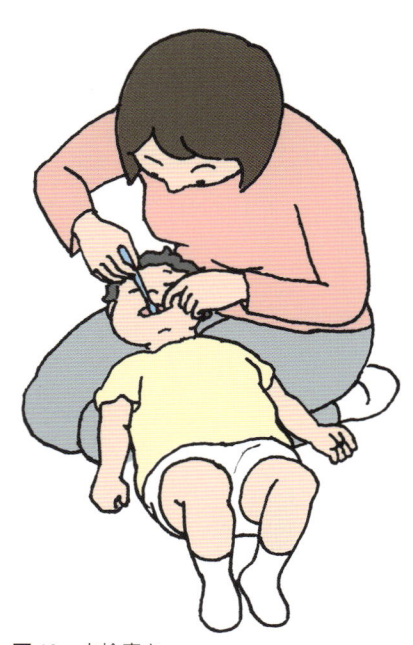

図19　点検磨き
　肩の力を抜いて，唇をつままないよう，人差し指を口角から口の中に入れる．指の腹で頬を持ち上げ，頬を少し膨らませると歯ブラシを動かしやすくなる

指導や治療でてこずる子どもと向き合うとき

1. まずは，保護者の方と親しげにお話しする

    その光景を子どもに見せていると，不思議に子どもは寄ってくるもの．子どもの信頼している人と仲良さそうにしているので，子どもの心は落ち着いてくる．

2. 子どもと視線を同じ高さにして話す

    同じ高さか，少し低めから話しかける．

3. 位置的にも，話しでも，子どもを追い詰めないで，逃げ場所・方向を開けておく

    壁やスタッフなどで子どもを取り囲んでしまわないように配慮する．会話でも追い詰めないように気をつける．

4. 子どもの好きなことから話を広げていく

    保護者の方にあらかじめ好きなものや興味をもっていることなどを聞いておくと，話しに入りやすくなる．共通の話題が見つからないときには，年齢や歯ブラシ，好きな食べものなどから尋ねると，比較的，共通の話題ができやすい．

5. 初めに話しかけるときは，手の届かない，少し離れたところから，静かな声で

    初めは少し遠くから．慣れてきたら，少しずつ近づき，手や足に触れる．

6. 慣れてきたら，テンションをあげて少しリードしていく

    子どもは恐怖や不安で戸惑っていることが多い．できそうなことを見つけ，「できるからがんばってみよう」といったように少しリードしていくようにすると，結構乗ってきてくれることが多い．

7. いろいろなことに興味をもたせてワクワクさせる

    「水鉄砲があるんだよ」「掃除機さんで吸っちゃうぞ」などと話し，いろいろな器具に慣れてもらう．

8. 何もできなくても，心を落ち着けてから帰ってもらう

    泣き続けたりして何もできなくても，ちょっと遊んだり，話しをして心穏やかになってから帰ってもらう．そうしないと次につながらない．

    治療困難で，痛みが出るような状態でも，歯磨きでう窩をきれいにすると，痛みはほとんどの場合，治まる．このことを伝えておくと，保護者の方も安心してくださる．

9. どんなことでも，できたらほめて，自信をつけさせる

    ご褒美でほめてあげるのではなく，言葉や身体を使ったコミュニケーションでほめて，評価してあげよう．

10. 笑って帰し，次につなげる

    できたら握手やハイタッチをして，なごやかに終わるようにする．

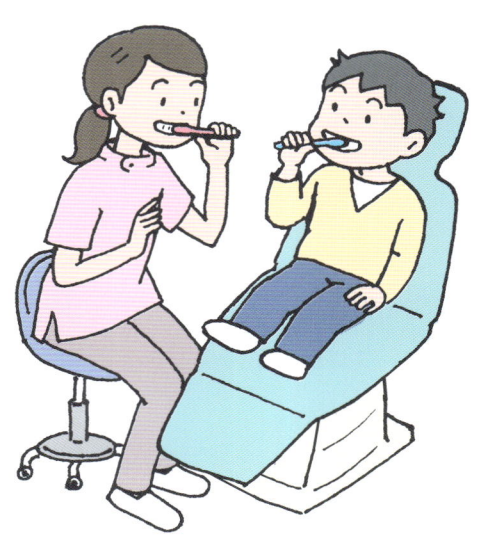

Ⅲ編　むし歯とその背景を診る

（3）生活リズムの整わない育児環境で　*Case 13*

　家庭によって育児方針に少しずつ違いがあるのは当然です．さまざまな育児方針をもった複数の保護者が一人の子を育てると，どうなるのでしょうか．子どものなかで混乱が起こり，ストレスを感じるのではないでしょうか？　それがむし歯の原因になることもあるようです．

●3組の夫婦が子育てにかかわっている．「歯医者さんからのお願い」を手紙で伝える

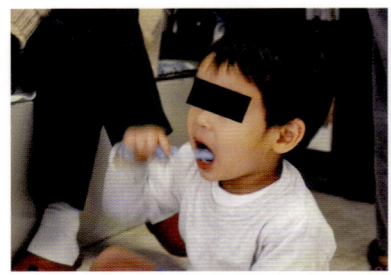

図20　2歳，男児，初診時．9本のむし歯．1995.12

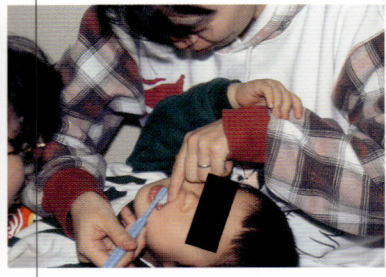

図21　夜更かし，朝食なし，歯磨きはだれがするのか？　1996.1

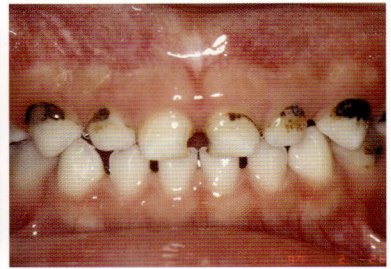

図22　3組の保護者が育児に携わっている．1997.2，3歳

●家庭情況に合わせた支援を考える．それは自立へのブラッシング指導

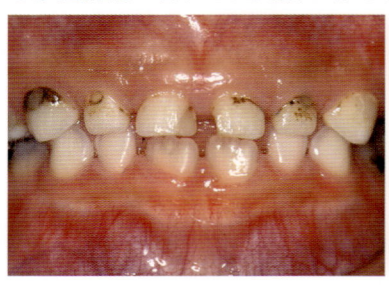

図23　本人への指導に力を注ぐことにした．1999.4，5歳

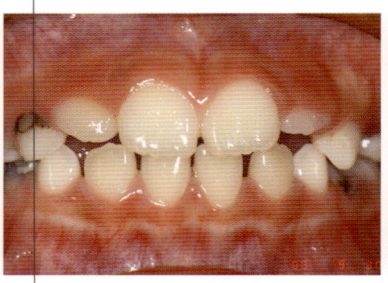

図24　永久歯への交換期へ．やっと安定，生活は？　2000.9，6歳

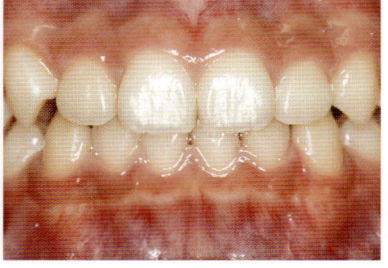

図25　塾通いで買い食いも．6歳臼歯と前歯隣接面にむし歯．2005.4，11歳

●家庭情況の変化がないと難しい．妹も同じように……

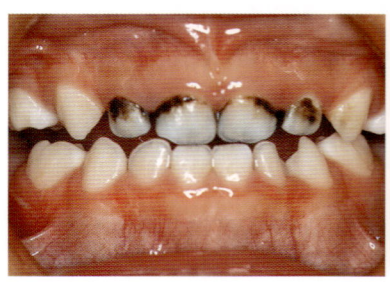

図26　妹．0歳から受診しているが，2歳でもう白濁が．2000.3

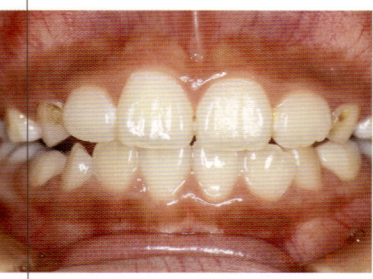

図27　永久歯になってもむし歯が．2008.8，9歳

図28　「歯医者さんからのお願い」の手紙

1. 子どものむし歯ができるとき

● 3 組の夫婦が子育てにかかわっている．「歯医者さんからのお願い」を手紙で伝える

　初診は 1995 年 12 月．2 歳，男児．9 本のむし歯は保育園でも特異だったのでしょう，園からの紹介で来院しました（図 20）．

　産休中のお母さんは，生後 2 カ月の女児を抱えて大変そうで，疲れた様子でした．お母さんの実家から両親がきて，手伝ってくれているとのことです．0 歳から保育園に通い，夜更かしで，朝食を食べずに登園，離乳食をあまり食べなかったので乳酸飲料をよく飲ませていたとのこと．母乳もまだあげています．このあたりに原因がありそうだと考え，親子で歯磨きを練習してもらいながら生活面のことを詳しく伺っていきました（図 21）．

　2～3 カ月ごとに来院してもらい対応していきましたが，半年ほどたってお母さんが仕事に復帰するころになっても，むし歯の進行は止まりませんでした．詳しく伺うと，月曜から金曜までは主に母方の祖父母が近くにアパートを借りて保育園の送り迎えなどの面倒をみ，隔週の土曜は父方の祖父母が都内からきて 2 人の子どもの面倒をみて，残った土曜・日曜は自分たち夫婦で育児をしていることがわかりました．朝食なし，昼食は保育園，夕食は 4 時半ごろにまず祖父母と，さらに 8 時ごろには母親ととり，帰りの遅いお父さんを待って寝るという生活だそうです．

　3 組の保護者がかかわっており，これではばらばらの育児になっていると考え，「歯医者さんからのお願い．寝る時間と食べる時間を決めてください」と書いた手紙を，3 組のご夫婦に送りました（図 28）．3 歳になりましたが，健診のたびに治療をする状態が続きました（図 22）．

● 家庭情況に合わせた支援を考える．それは自立へのブラッシング指導

　5 歳になり年長さんになったとき，2 人目の妹が生まれましたが，育児環境はそう変わりませんでした（図 23）．家庭環境や情況を変えることは大変なことです．情況が変わるまでは変える努力はしますが，その情況で受け入れられる指導でなければ役に立ちません．

　ここにきて，永久歯が生え始めたこと，本人も甘いものがよくないと自覚してきたことから，子ども本人への指導に力を注ぐようにしました．6 歳臼歯が生え始めたころ，そのブラッシング指導のために健診の間隔を少し短くしてもらいました（図 24）．主に，祖父母が連れてきてくださいました．その後は少し安定し，口腔内全体がきれいに落ち着いたので，健診を 5～6 カ月ごとに戻しました．

　残念なことに，予防填塞で守ってきた 6 歳臼歯や前歯の隣接面が，11 歳のとき，むし歯になってしていました（図 25）．

● 家庭情況の変化がないと難しい．妹も同じように……

　すぐ下の妹は生後 2 カ月から来院していましたが，初めて口腔内を診たのは 1 歳 9 カ月，すでに生えたばかりの前歯に白濁が見られました．2 歳で，前歯にはサホライド塗布（図 26）．ある土曜の健診時に，口から甘い匂いがするので聞くと，「ママは寝ていたので，バウムクーヘンを食べた」と言ったのが印象に残っています．9 歳で前歯にむし歯（図 27）．家庭環境・生活習慣という元栓は閉まっていないので，限界があるのでしょう．

むし歯予防のポイント：健康な子育て

　むし歯予防は健康育児そのものです．健康的な育児のなかからはむし歯はできません．むし歯ができてしまったら，なぜできたのかを考え，本来の健康的な育児に軌道修正するチャンスです．

　どの保護者も，自分の子を不健康に育てようとは思っていません．指導する側は，家庭生活でのいろいろな問題点を明確に伝えながら，健康な子育ての情報を発信し続け，「生活環境・情況の変化を待つ」ことも必要です．

1. **生活のリズムを整える**
   ① 早寝早起き．
   ② 決められた時間の三度の食事を大切に．
   ③ 身体を動かし，よく遊ぶ．

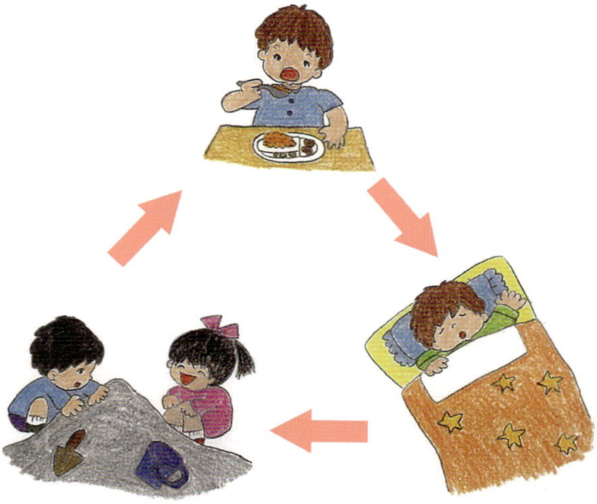

2. **甘いものに偏らず，何でも食べられるようにする**
   ① バランスよく，何でも食べられるように，いろいろなものにチャレンジ．
   ② 甘いもの好きにしない（甘いもの好きは偏食傾向が強くなる）．
   ③ 自然なうす味の離乳食を与える（味覚形成は3歳ごろまでに決まる）．
   ④ 甘いもの・飲みものは3歳ごろまでは遠ざけ気味に．
   ⑤ おやつは，食事の邪魔にならない時間・量・場所を決めて与える．

3. **よく噛んで食べる**
   ① 飲みもので流し込まない．
   ② ゆっくり，よく噛んで，ごっくん．

4. **食べたあとは歯を磨く**
   ① 歯が生え始めたら，食後に歯ブラシを口の中に（噛んでいるだけで十分）．
   ② 3歳までに食後の歯磨き習慣をつける．
   ③ 子どもが磨いた後に，保護者が点検磨き（無理せずに，痛くないよう）．
   ④ 一緒に磨いて少しずつ教えてあげる（歯磨きペーストは無理して使わなくてもよい）．

図29　生活のリズムを整える

1. 子どものむし歯ができるとき

むし歯と家庭や生活習慣の関係をデータから見ると

　生活習慣とむし歯が関係しているのは，長年診療室で患者さんを診てきた実感です．でも，地域で話すときにその根拠を示しにくい悩みがありました．そこで，校医を務めていた東京都東村山市立第七中学校で調査したところ，基本的な生活習慣が身についている子はむし歯が少ないことが確認できました．

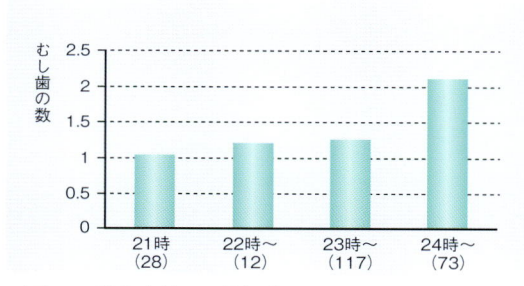

図30　就寝時刻とう蝕経験

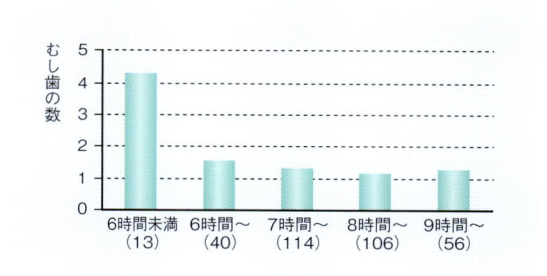

図31　睡眠時間とう蝕経験

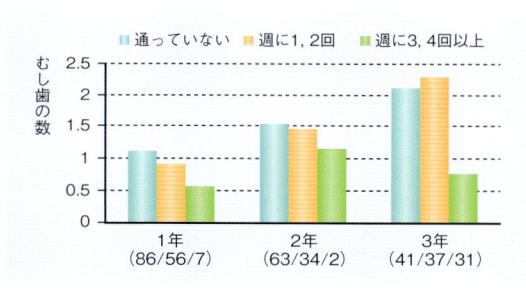

図32　「塾通い」とう蝕経験

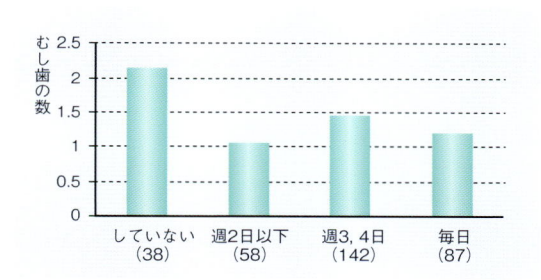

図33　部活動の頻度とう蝕経験

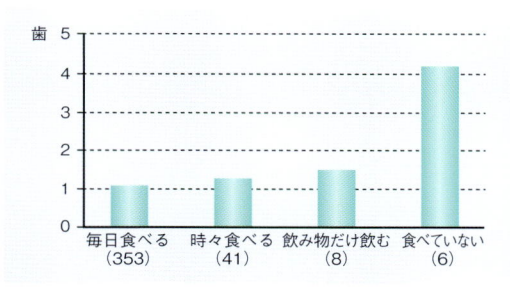

図34　朝食とDMFT指数（括弧内は人数）

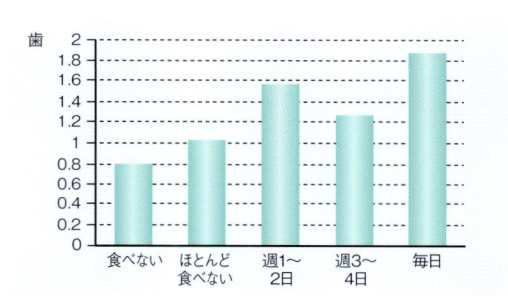

図35　夕食後の間食習慣とDMFT指数

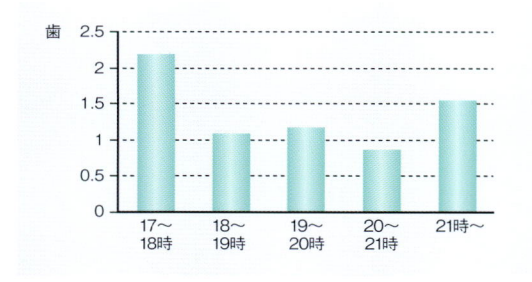

図36　夕食時刻とDMFT指数

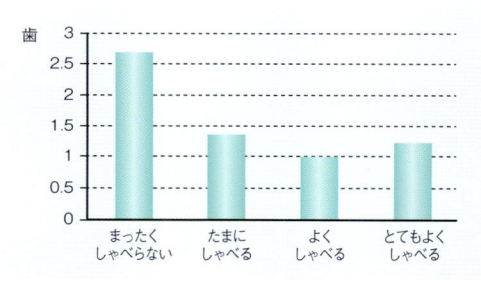

図37　家族とのコミュニケーションとDMFT指数

（4）食事習慣の乱れから　Case 14

　育児や家事，仕事にふり回されていると，おやつなどが不規則になりやすく，気づかないうちに食生活が乱れてきます．「食べたら磨く」の指導を入り口に，食事・生活習慣をコントロールした結果，セルフケアの確立したお子さんです．

● 3歳で20本のむし歯

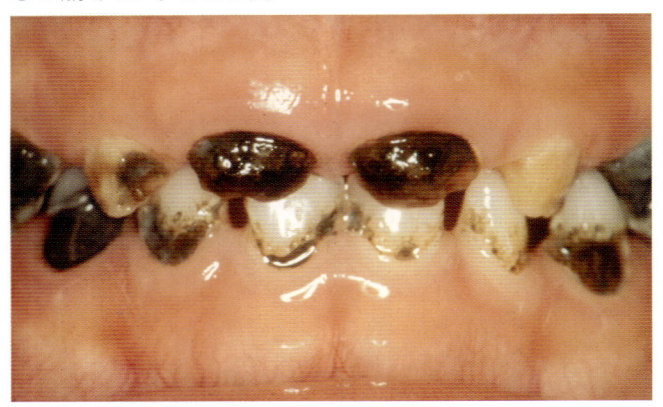

図38　3歳，男児．20本のむし歯．虐待ではない．家事をきちんとするお母さんの子ども．「食べたら磨く」から始めていった．1979.10

● 6歳，むし歯の進行が停止

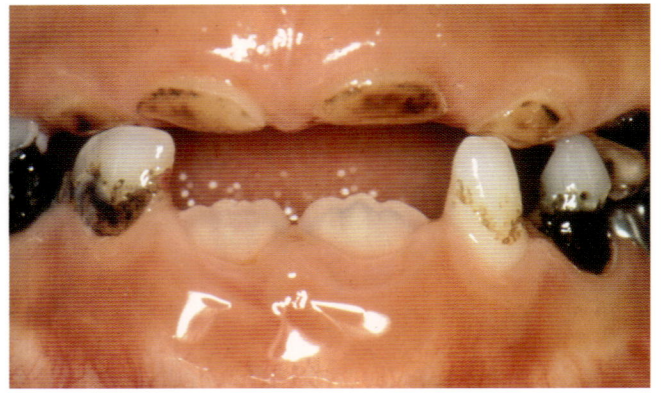

図39　食後の歯磨きの指導から3年後，むし歯の進行が止まっている．1982.2，6歳

● 12歳，きれいな永久歯に

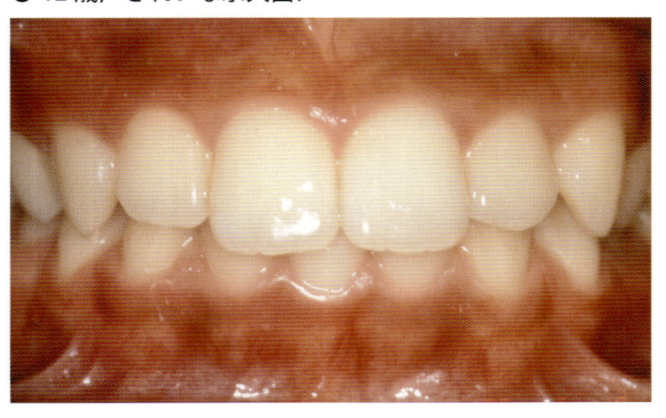

図40　きれいな永久歯列に生え代わった．歯肉もきれいな状態．1998.6，12歳

1．子どものむし歯ができるとき

●3歳で20本のむし歯

　初診は1979年10月．3歳，男児．2人兄弟の兄，20本の乳歯すべてがむし歯の状態で来院しました（図38）．

　いまの時代ですと，虐待やネグレクトを疑いますが，このころは子どものむし歯の大洪水の時代で，そう珍しいことではありませんでした．きちんとした家庭で，お母さんは専業主婦，家事をしっかりとこなされる方です．転勤の多い家庭でしたが，ご主人がかかわらなくても一人で引っ越しをし，片付けもさっさとやってしまう，しっかり者のお母さんです．

　ただ，実家がお菓子屋さんで，兄弟にお菓子のプレゼントがしょっちゅう送られてくるようでした．親子に最初にお願いしたことは「食べたら歯磨きをしてください」です．まじめなお母さんでしたので，一所懸命，家族で取り組んでくれました．

　しばらくして，お母さんが「こんなにもだらだらと食べていたんですね」とおっしゃいました．伺うと，掃除をしているときなどに子どもたちから「外に遊びに行こう」と催促されると，何気なく「そこのお菓子食べて，ちょっと待てて」と言ってしまっていたとのこと．「食べたら磨く」を意識することで，そんなことがしばしばあったことに気がついたと，話してくださいました．

　賢いお母さんでしたので，その後，「おやつの時間を決めてまとめて食べさせるようにしました」と，報告がありました．

●6歳，むし歯の進行が停止

　幼稚園生活も終わりのころ，「白い歯が生えてきました」と言って健診に来院されました（図39）．そして，「だらだら食いをやめたら，以前は食が細かったのに3度の食事をきちんと食べるようになりました」と，嬉しそうに，思い出しながら話してくれました．健診や弟の治療などでときどき診てはいましたが，予想どおり，見事にむし歯の進行は止まっています．親子の努力のたまものです．生活面のことを伺うと，三度の食事を中心に，生活のリズムが整い，健康的な生活を送っているようでした．もちろん，食後の歯磨きもしっかり習慣づいていますし，健診のたびに練習もしましたので，だいぶ上手に磨けるようになっていました．

●12歳，きれいな永久歯に

　その後も定期的に来院し，ブラッシングテクニックの確認や練習を繰り返していき，12歳できれいな永久歯列になりました（図40）．6歳臼歯の小窩に少し怪しげなところはありますが，歯肉もきれいな状態で，歯磨きと規則正しい生活習慣が定着していることが推測できます．乳歯のすべてがむし歯だったことが嘘のようです．この歯磨き習慣や生活習慣は，必ずやこの子の健康面での礎になることでしょう．

　むし歯という疾患の本質と，それを治すうえでの大切なことを教えられたように思います．

「だらだら食い」から「食べたら磨く」への変化で何が起こるか

　前のページの患者さんのお母さんは，当初，何気なく与えて「だらだら食い」をさせている間食の問題に気づいていませんでした．だらだら食いをすると，何が起こるのでしょうか．

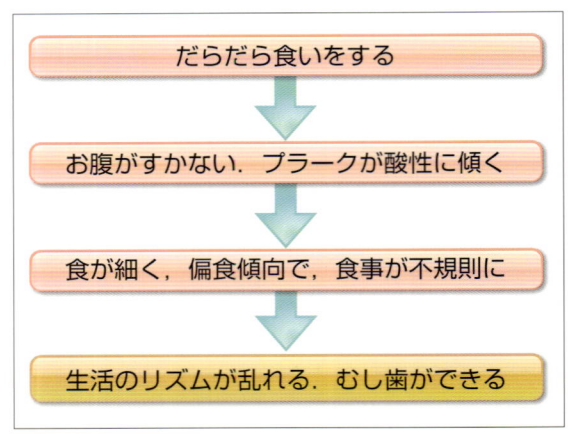

図41　だらだら食いをすると何が起こるか

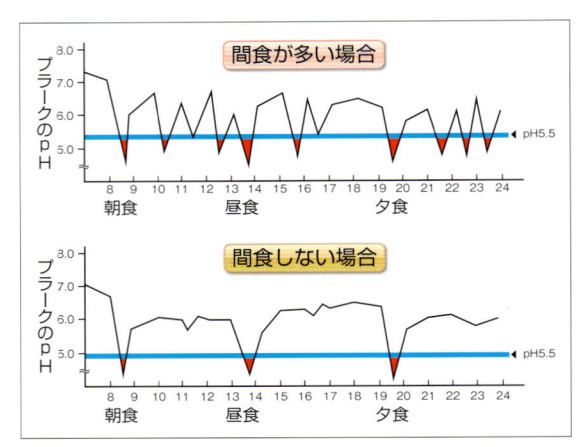

図42　間食が多いとプラークのpHは酸性に傾く（社団法人東京都学校歯科医会：すぐに役立つ学校歯科医の活動マニュアル　中学校編．東京都学校歯科医会，2010．より引用）

　むし歯予防の基礎は，健康な生活のリズムを整えることです．生活が変われば予防はできます．"三つ子の魂，百まで"で，将来の生活習慣病予防の基礎をつくることになります．この症例が証明しているように，「食べたら磨く」の指導から生活を変えることができます．

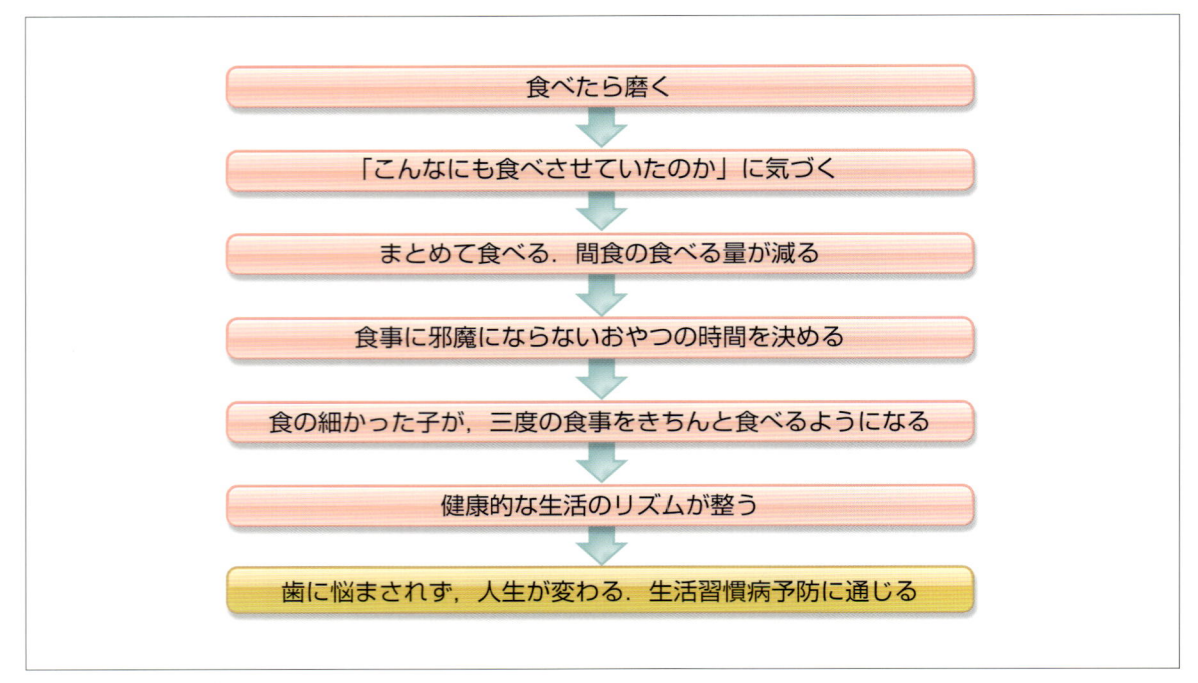

図43　「食べたら磨く」から何がこの子に起こったか?!

健康的な食生活の習慣をつくるための育児の指針

　むし歯を予防し，健康な食生活の習慣をつくり，ひいては大人になったときの生活習慣病予防の基礎を形成するために，幼児期の子をもったお母さんに伝えている，「食べること」にまつわることがらがあります．

1. **離乳食期は口腔機能を習得する時期**
　　舌の側方運動，口唇・頬との協調，咀嚼・嚥下の協調など口腔機能を獲得していく大事な時期．じっくりと楽しみながら，焦らず，あわてず，あきらめず．

2. **「手づかみ食い」は食べる意欲を育てる基礎づくり**
　　10カ月前後，離乳食後期によく見られるが，ぜひ十分やらせてあげたい．食欲を引き出すとともに，手との協調など，次の段階の自食への機能獲得のため，いろいろな学習をしている．食べこぼしは新聞紙を床に敷いて対応すると便利．

3. **野菜嫌いにしないためのヒント**
　　何でも口に入れる生後8～9カ月の時期に，セロリやスティック状に切ったニンジンなどを手に持たせてみると，嫌がらずにいつまでもしゃぶっている．野菜の味に慣れていってくれる．

4. **飲み込めずに口の中に食べ物をため込んだら**
　　一口量が多すぎることが原因のことがある．スプーン1/2～2/3程度が適量．ゴックンしてから次の一口をあげる．多すぎると舌も動かせず，ますますため込んでしまう．

5. **遊び食いをしだしたら**
　　2歳ごろまでは多くの子どもに見られる．間食などで食事のリズムがくるっていないか確認を．そうでないなら，40～50分ぐらいで切り上げるようにする．お腹が減れば，次の食事はいっぱい食べてくれる．

6. **よく噛んで食べるための配慮**
　　近ごろは，軟食傾向が強く，噛み応えのあるもは乾物類ぐらいになってしまった．食材の切り方を，口に入れやすいけれど噛まないと飲み込めないようにするなど，調理の仕方を工夫してみるとよい．そして，ゆっくりよく噛んでゴックン．それから，水やお茶を飲むようにする．決して水もので流し込んだりしないよう，また「早く食べなさい」などと，せきたてないゆとりも必要．食べることを覚え，楽しむ大切な時期．

7. **味覚形成は3歳までで決まる**
　　基礎となる味覚形成は3歳までで決まるとされている．味覚音痴にならないよう，甘すぎず，辛すぎず，食材の味を大切に，うす味を心がける．

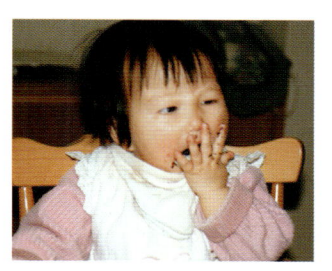

手づかみ食べを十分に

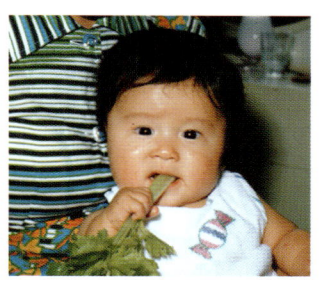

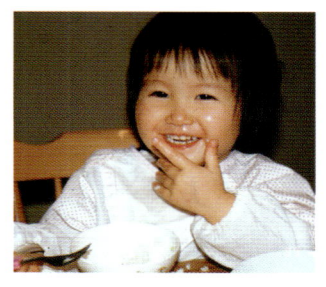

野菜嫌いにしない

遊び食いをしだしたら……

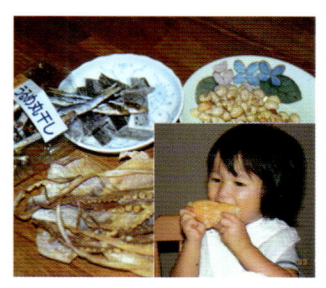

噛み応えのある食材を

2. 大人のむし歯ができるとき

(1) 唾液の減少　*Case 15*

　大人のむし歯には，職場のおやつや断りにくい人間関係でできる「パートむし歯」，時間に追われ，緊張し続け，日常的に乾燥したエアコン生活による喉のいがらっぽさから生まれる「のど飴むし歯」などがあります．しかし，最も悩ましいものは，唾液を抑える副作用のある薬に起因するむし歯でしょう．

●子どものときから，喘息などいろいろな病気で多数の薬を服用

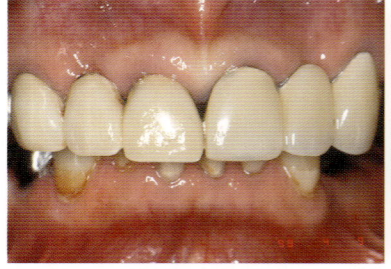

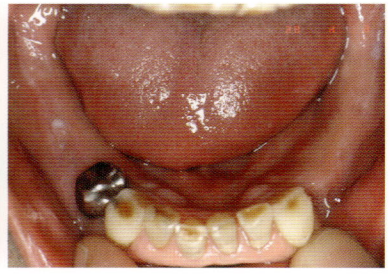

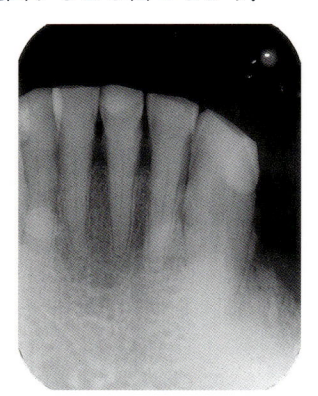

図44〜46　67歳，男性．初診時．小さいときから，喘息などいろいろ病気があり，8〜10種の薬を服用中．口の中はカラカラ．1998.4

●体調を崩し始めて，薬が増える．電動歯ブラシを使いだす

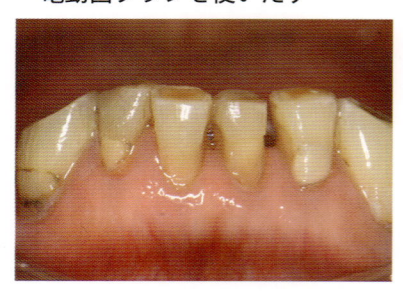

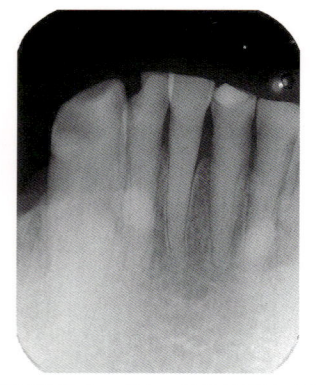

図47，48　初診から3年後，体調を崩し，薬が増える．喘息の発作は季節や体調の変化で起こる．2001.10，70歳

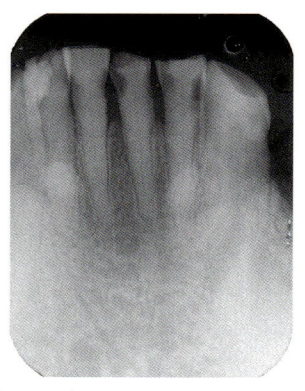

図49　3年間でまたたく間にむし歯が増加．2014.9，73歳

●入退院を繰り返し，禁酒の反動で甘いものが増える

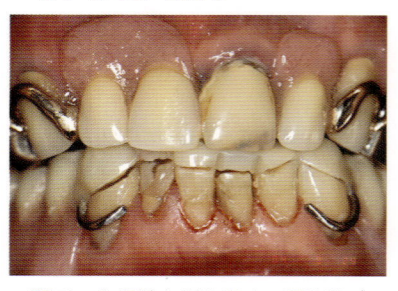

図50　入退院を繰り返す．電動歯ブラシを使用．2014.9，73歳

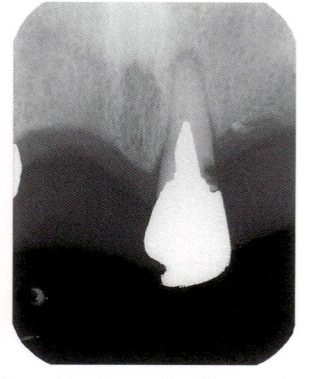

図51　甘いものの量が増えて，根面カリエスが多発

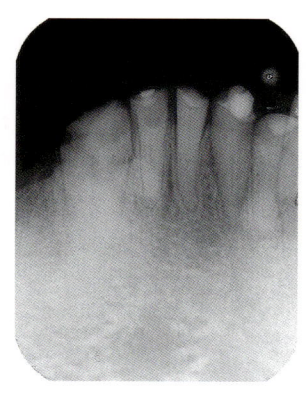

図52　歯根破折とむし歯に悩まされ続ける

2. 大人のむし歯ができるとき

●子どものときから，喘息などいろいろな病気で多数の薬を服用

　初診は1998年4月．67歳，男性．薬剤師で，勤務していた病院を退職後，現在は週4日の勤務を続けています．子どものときから喘息で，そのほかにも高血圧，狭心症，アルコール性肝炎などの持病があり，8～10種類ぐらいの薬を服用しておられました（図44～46）．

　ご本人は，薬の副作用で口渇が起こっていることは知っていましたが，そのために歯が悪くなりやすいことはご存じありませんでした．それまで頻繁に歯科医院に通院し，治療を繰り返してきたのは，歯が弱いせいだと諦めていました．半年ほど前にも前歯を治療したばかりだそうです．喘息のときは「歯ブラシを口に入れたくなくなる」とも，話していました．

　下顎の義歯は気持ちが悪いので，外しているうちに紛失したのこと．指導と並行し，仮義歯を作ることから始めていきました．

●体調を崩し始めて，薬が増える．電動歯ブラシを使いだす

　「唾液が少ないと自浄作用が弱まるので，よりていねいに磨かないと歯をだめにしますよ」といったことからお話しし，ブラッシング指導を始めました．喘息のせいか食いしばりが強く，歯根破折で歯を失ったりしながら，初診から3年後の70歳のときに腎臓も悪くし，体調を崩されました（図47，48）．

　歯磨きはていねいにしていますが，「三宅島が噴火したときなど，その影響か喘息発作が起こり，歯磨きをするのもつらかった」とおっしゃっていました．この間，入院をしたことなどもあり，手早く磨けるよう電動歯ブラシに変えたというので，それを持ってきてもらい指導しました．

　その後は健診が不定期になり，3年後，「また入院することになったが，歯がおかしいから診てほしい」と来院されたときには，露出部の根面カリエスが多発していました（図49）．いがらっぽくなると，のど飴をなめていたそうです．

●入退院を繰り返し，禁酒の反動で甘いものが増える

　肝臓病，腎臓病に加え，糖尿病にもなり，インスリン自己注射が始まりました（図50）．口の中は相変わらずカラカラで，プラークもこびりついていました．禁酒されましたが，その反動で甘いものの量が多くなったとのこと．その後も腹水がたまったりして，入退院を繰り返しながら，調子が悪くなると来院されました．来院のたびに薬が増え，口の中はカラカラ，根面カリエスや（図51），切端レスト下のカリエスの治療に振り回されました（図52）．

　喘息の薬だけでも7種類ほど飲んでいて，血糖値のコントロールもうまくいっていません．義歯も安定せず，治療が追いつきません．

唾液の役割と口渇の原因

　最近，ドライマウスはとかく話題になるようになってきました．唾液減少によるむし歯の多発，義歯の不安定などの弊害は，目を疑いたくなるほど恐ろしいものがあります．

1. **唾液の分泌量**
   ① 1日に1～1.5 *l* 分泌される．
   ② 年齢とともに腺組織は委縮するが，刺激唾液はその影響を受けにくい．
   ③ 量を維持するには食べたり，喋ったり，刺激を絶やさないことが効果的．

2. **唾液の機能・作用**
   ① アミラーゼなどの酵素により食べものを消化する消化作用．
   ② 口に入ったものを湿らせ滑らかにし，摩擦を防ぎ粘膜を保護するとともに，舌・頰の動きを滑らかにし，発声・嚥下をしやすくする粘膜保護作用．
   ③ 歯の表面を再石灰化し，歯が溶けるのを防ぐ再石灰化作用．
   ④ 酸やアルカリの作用を和らげる緩衝作用．
   ⑤ 歯や粘膜・口腔内を洗浄し，きれいにする自浄作用．
   ⑥ 抗菌タンパク，免疫グロブリンなどで殺菌や細菌の発育を妨げる殺菌・抗菌作用．
   ⑦ 味成分を溶かし味覚を感じさせる味覚作用．
   ⑧ 水分やムチンなどで義歯の安定を助ける作用．
   ⑨ 発がん物質の働きを弱める発がん予防作用．

3. **口渇の原因**
   ① 唾液腺の機能低下（加齢，シェーグレン症候群，更年期障害，放射線治療など）．
   ② 薬の副作用（交感神経を刺激する薬剤など；表2）．
   ③ 口呼吸．
   ④ 刺激の多い食品の飲食．
   ⑤ ストレス，緊張．
   ⑥ 寝不足，疲労・過労．

表2　口渇を起こしやすい代表的な薬剤

薬剤分類	主な適応症	主な薬品（商品）名
催眠鎮静薬	不眠症	ハルシオン，リスミー，ユーロジン，マイスリー
抗不安薬	神経症，うつ病など	デパス，ソラナックス，レキソタン，メイラックス
抗うつ薬	うつ病	デプロメール，パキシル，トフラニール
抗精神病薬	統合失調症	ドグマチール，ジプレキサ，リスパダール，ルーラン
抗パーキンソン薬	パーキンソン病	ビ・シフロール，ピラミスチン，メネシット，アーテン
抗高血圧薬	高血圧，狭心症など	アポプロン，アダラート，ヘルラート
抗ヒスタミン薬	気管支喘息	ポララミン，レスタミン
抗コリン薬	頻尿	ベシケア，ステーブラ，バップフォー，ユリーフ
利尿薬	高血圧，心不全など	アルダクトン，ラシックス
抗がん薬	がん	ネクサバール，テモダール，ベルケイド，スプリセル

ドライマウスへの対応

1. 水分補給
   ① お茶や水で常に口の中を潤す．
      ・コーヒーの多飲はカフェインの利尿作用で逆効果．
      ・電解質（イオン）飲料が効果的とされているが，甘味にブドウ糖が入っているので要注意．
   ② 人工唾液を使用する．
2. 生活面での注意
   ① 不規則な生活を避け，ストレスをためない．
   ② 時間に追われ，緊張し続けるのは要注意．
   ③ 寝る前の飲酒は避ける．
   ④ 早食いを避け，よく噛んで噛む回数を増やし，唾液腺に刺激を与える．
      ・飴やガムは唾液腺に刺激を与えるが，糖分に注意．
      ・プラーク形成にかかわらない甘味料を使用したものを選択．
   ⑤ 喋ったり，歌ったりして，よく口を動かす．
   ⑥ 口呼吸を避ける．
      ・意識化．ゆっくり鼻から吸って，倍ぐらいの時間で吐く．
      ・寝る前に自己暗示．他にマスク，紙テープで口唇を閉じて寝るなど．
   ⑦ 日常的な，乾燥したエアコン生活は要注意．
3. 保湿剤の使用
   アルコールの入ったマウスウォッシュは逆効果で，要注意．
4. 唾液腺のマッサージ，舌・口唇などを使う健口体操
   イラストでわかりやすく解説したパンフレットを渡して指導する（図53，54）．

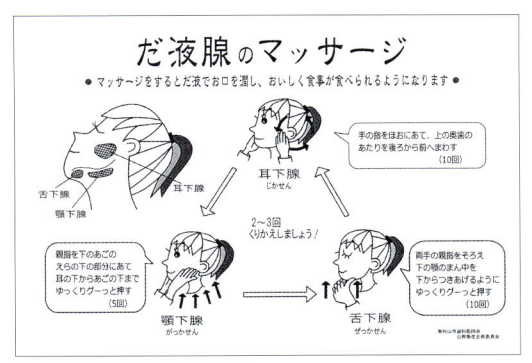

図53 唾液腺のマッサージ（東村山市歯科医師会公衆衛生企画委員会）

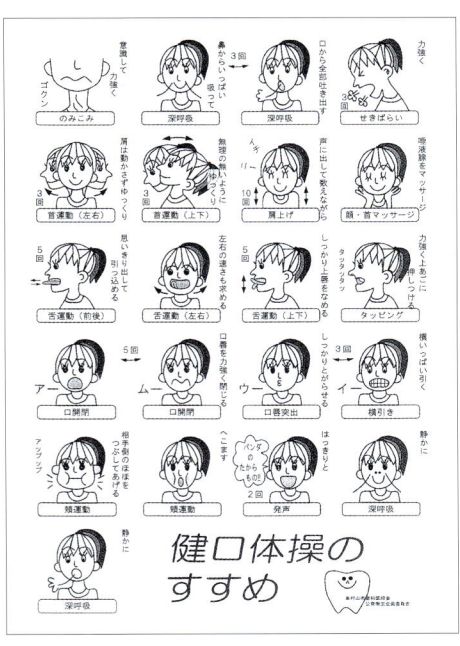

図54 健口体操（東村山市歯科医師会公衆衛生企画委員会）

(2) 介護ストレス　*Case 16*

　親や連れ合いの介護のストレスから，交感神経の緊張が高まり，唾液が少なくなったり，甘いものが食べたくなったりして，むし歯ができることがあります．歯周病同様，生活環境や情況の変化からくるストレスが原因になることが多いようです．

●健康に気をつけて生活していた方だったが……

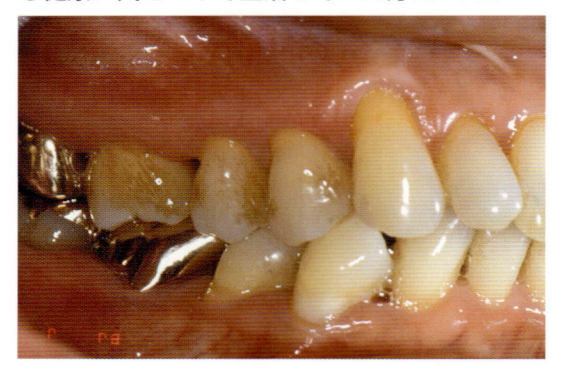

図55　57歳，女性．初診は1年前で，全顎の治療がほぼ終了したときの状態．1987.7

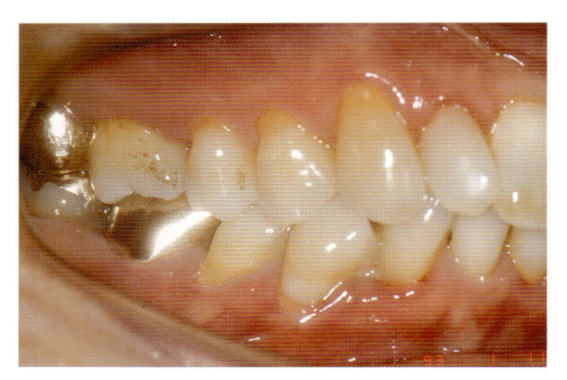

図56　8年経過．大きな変化はなく，安定し，3|の遠心にむし歯はない．1994.1，64歳

●ご主人が病気になり，看病のストレスでむし歯ができた

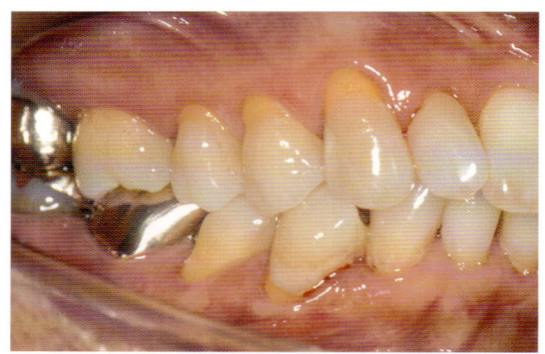

図57　1年後，3|の遠心隣接面にむし歯．ご主人の看病によるストレスが原因か？　1995.8，65歳

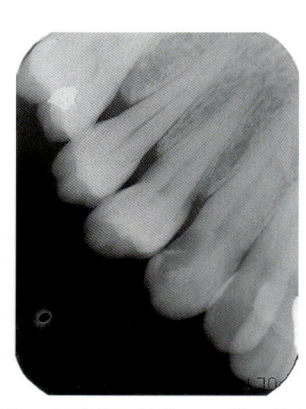

図58　同日のX線像．以前のX線ではむし歯はなかった．1995.8

●ストレス解消に寝酒で梅酒を飲んでいた

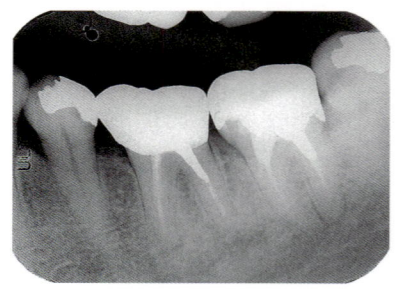

図59　さらに1年後，|8の近心面にむし歯か？　1996.9，66歳

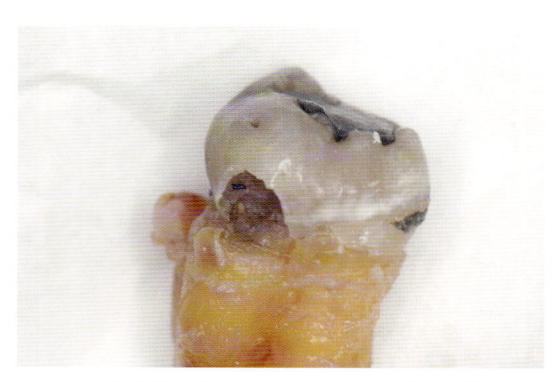

図60　半年後，抜いてみると大きなむし歯が．1997.2，66歳

2. 大人のむし歯ができるとき

●健康に気をつけて生活していた方だったが……

　初診は1986年11月，56歳，女性．地域歯科保健活動での私の話を聞いて来院された主婦です．

　新聞の健康欄の切り抜きなどをよくされていて，私たちにも質問がてらそれを見せてくださるなど，健康にはかなり気をつけている方です．日々，犬の散歩を兼ねて近所のウォーキングをされており，登山などが趣味とのことでした．

　9カ月ほどかけて，2歯のクラウン，①②④⑤のブリッジ，歯周治療など，全顎の治療を行いました（図55）．治療が一応終了した後は定期的なメインテナンスをお勧めし，何回か定期健診に来院してくださいました．

　治療後の口腔内は安定し，問題になる箇所はどこもなかったので安心されたのか，その後は，何か気になることがあるときに自主的に健診に来院される程度で，8年間は大きな問題なく経過していました（図56）．この8年後の来院も，コンポジットレジンのチップが理由でした．ご自分の口の中を，日常的によく観察されていました．

●ご主人が病気になり，看病のストレスでむし歯ができた

　翌年，「歯がしみる」と言って来院されたときは，|3|の遠心隣接面に大きなむし歯ができていました（図57）．1年前にはなかったものです．

　いろいろお聞きすると，最近はご主人が糖尿病のため視力が落ち，通院の付き添いやら入院，看病などで忙しくしているとのこと．生活が激変して，甘いものを食べることが多くなったかもしれないと，話してくださいました．生活情況の変化，看病のストレスなどが要因となってできたむし歯のように思えました（図58）．

●ストレス解消に寝酒で梅酒を飲んでいた

　その後も，看病・介護に明け暮れる生活はしばらく続き，ご夫婦の生活は安定しなかったようです．歯がしみたり，歯肉からの出血があったりすると，自主的に健診に来院されました．健診時には，毎日忙しくしていることはお話しになりますが，愚痴っぽいことを言ったり，弱音を吐かれたりはされませんでした．

　数年後には，しだいに元の生活を取り戻し，散歩の時間もだんだん長くなっているようでした．ただ，夜眠れないことがあり，毎晩寝酒に梅酒を飲むようになったというお話が気になりました．それ以外の，間食や食事のことなどは，なかなかお聞きすることができませんでした．

　|3|のむし歯の治療から1年後の健診時，|8 近心にむし歯を疑うX線像が認められました（図59）．半年ほどで，怪しげだった像はむし歯であることがはっきりするほど大きくなり，抜歯しました（図60）．

　近ごろはご主人の生活も落ち着いてきたこともあり，口腔内も安定し，その後，新たなむし歯は見つかっていません．残念なことに，最近，糖尿病を発病しました．

　こちらの指導がうまくいったとは思えませんが，私たちが発した情報は受け止めてくださっているようで，基本的には自分の健康は自分で守ることのできる方です．

ストレスをためないための 10 カ条

　　私たちの歯科医院で患者さんに伝えている，ストレス解消法です．その多くは，呼吸や，声を出したり，食べたり，口がかかわっています！

① 場を離れたり，変えたりして，何でもよいので気分転換をする．瞑想や，呼吸を整える，運動・散歩などで副交感神経を活性化させる．
② 自分の時間をもつようにする．
③ 歌ったり，音楽を聞いたり，読書，スポーツなど趣味を楽しむ．好きなことに没頭することが大切．
④ 満足できる睡眠時間をとる．寝る環境も大切．
⑤ 疲れたときは十分休む．長風呂も有効．
⑥ 不満などを我慢しすぎないよう，大声を出したり，泣いたりして，発散する．
⑦ 家族や友だちとよく話したり，相談したりする．
⑧ 問題を，一人で抱え込まないようにする．がんばりすぎない．
⑨ 失敗やミスを気にしすぎないようにする．
⑩ 完全主義にならないようにする．適当！いい加減！も大切．

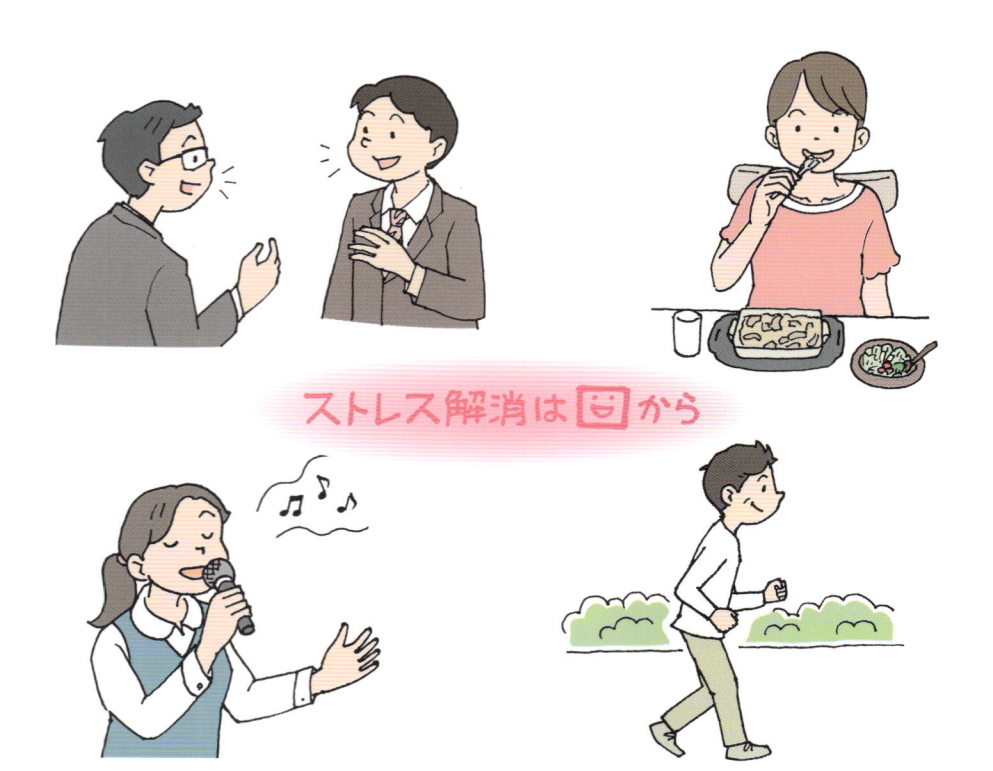

ストレス解消は口から

2. 大人のむし歯ができるとき

生活習慣病の発症・進行要因とその予防

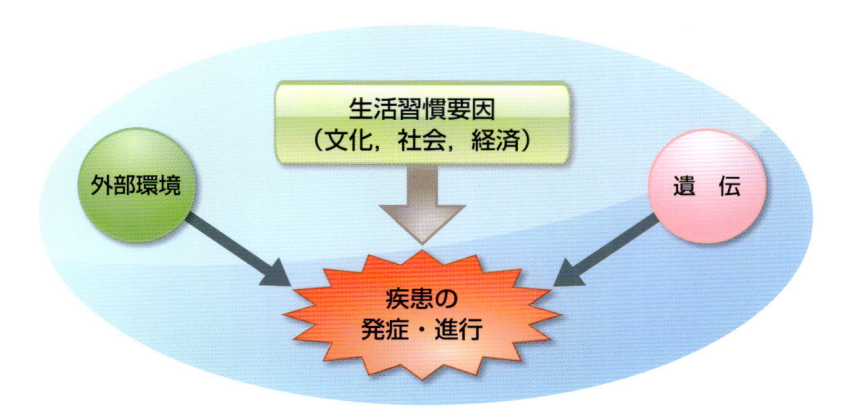

図61　生活習慣病の発症・進行要因と生活習慣の関係

●生活習慣病の予防のための7つの健康習慣
1. 適正な睡眠時間と適度な休養
    ① 疲れ，ストレスをためると体の不調につながる．
    ② 疲労がたまると過食になりやすく，甘いものの摂取も多くなる．
2. 喫煙をしない
    ① タバコは血圧を上げ，動脈硬化を促進．
    ② タバコは悪玉コレステロールを増やす．
    ③ タバコはがんなどのリスクを高める．
3. 適正体重を維持する
    ① BMI22が標準体重，BMI18〜25が適正体重とされている．
    ② 腹八分目に．野菜は多く，動物性脂質は少なめに．
4. 過度な飲酒をしない
    ① タンパク質をつまみに適量のアルコール．
    ② 週2日は休肝日を．
5. 定期的に運動をする
    ① 自分に合った有酸素運動を，継続的に．
    ② こまめに歩く．成人男性で9,200歩以上．女性で8,300歩以上．
6. 毎日朝食をとり，三度の食事を規則正しく食べる
    ① バランスのとれた食事をとる．
    ② 野菜をたっぷり，塩分・脂肪は控えめに．
7. 間食をしない
    ① 間食は食事のバランス・リズムを崩しやすい．
    ② 間食をすると糖分過多になりやすい．

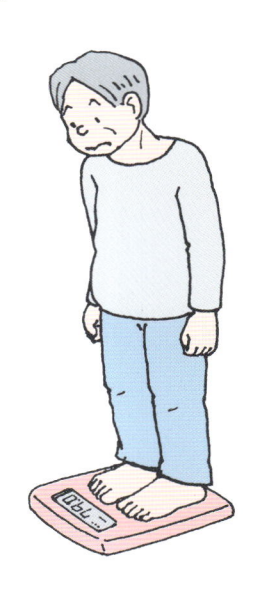

（3）病院生活と闘病生活　Case 17

　胃がんで入院・手術，回復へ向けての病院生活，そしてその後の家庭での闘病生活．いろいろな面で生活が激変します．抗がん剤による唾液の減少，細かく分けて食べる食事，食べられる食材の偏り，いずれも口腔内環境にとっては過酷なものになってしまいます．その結果が，多発の根面カリエスでした．

●タバコ，お酒，甘いもの，硬い歯ブラシが大好きな方．胃がんの手術後にむし歯多発

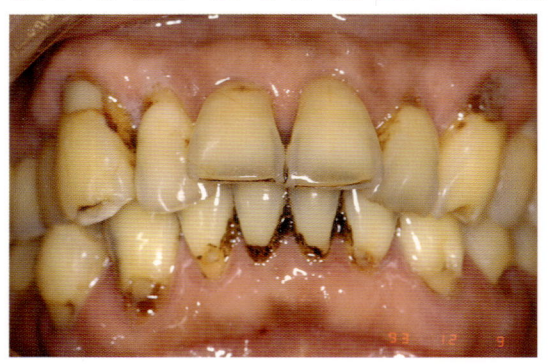

図62　54歳，男性．1993.12．初診から14年後の状態

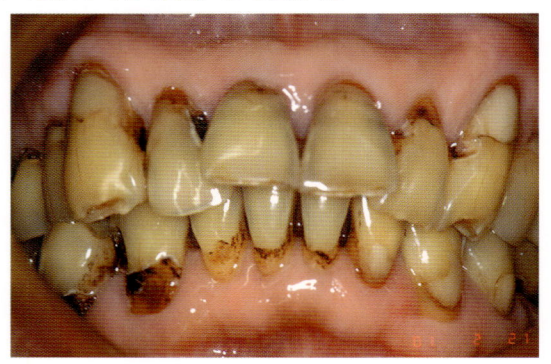

図63　それから7年，胃がんの手術後に来院．多発のむし歯．2001.2．61歳

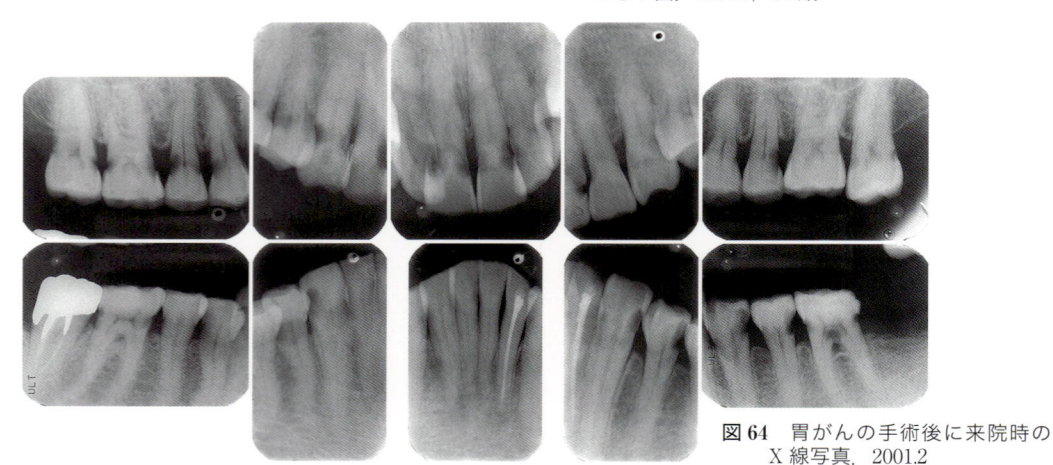

図64　胃がんの手術後に来院時のX線写真．2001.2

●根面カリエスと縁を切りたいが……

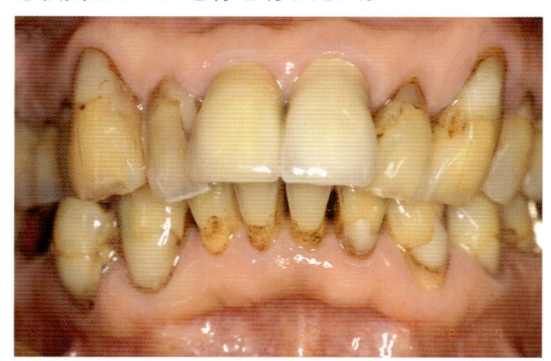

図65　多発のむし歯の治療後7年．健診のたびに根面カリエスの治療を行う．2007.12．68歳

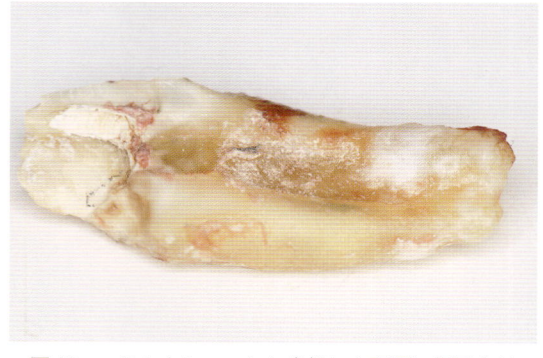

図66　ヘミセクションした歯根にも両面に根面カリエス．2008.4．68歳

●タバコ，お酒，甘いもの，硬い歯ブラシが大好きな方．胃がんの手術後にむし歯多発

　初診は 1979 年 7 月．40 歳，男性．会社員．趣味は登山．有名な山岳会に所属して，難しい岩場に盛んにチャレンジし，その会報の編集など，会の世話役も熱心に務められていました．

　ヘビースモーカー，お酒も大好き，おまけに和菓子のあんこが大好物．口腔内を診ると，年齢の割に咬耗が激しく，歯槽骨の隆起などを見ても，噛みしめや歯ぎしりをしていると思われます．歯肉にはメラニン沈着はありませんが，喫煙者特有の線維性の歯肉で，タバコのやにが舌側，口蓋側や，磨きにくい楔状欠損部に沈着していました．歯磨きは硬い歯ブラシを使い，大きく横磨きをしていることが一見してわかる口腔内でした．

　智歯起因のむし歯の痛みで来院しましたが，むし歯や歯周病より，むしろ噛みしめや根分岐部病変などが気になる状態でした．根分岐部病変の治療やコンポジットレジンの再充填などは行いましたが，新たなむし歯をつくることはなく，年1回ぐらいのペースで健診が続きました．

　ブラッシング指導をしても次回には元の磨き癖に戻る，といったことを繰り返しながら14 年ほどたったとき，歯の痛みで来院されました（図62）．咬耗から歯髄壊死したようです．根管治療とコンポジットレジン充填を行いました．その翌年には健診にみえましたが，その後は来院が突然途絶えてしまいました．

　久しぶりに来院されたのは 7 年後，61 歳のときで，歯がしみるというのが主訴でした．口腔内は激変し，根面にむし歯が多発していました（図 63，64）．X 線写真では，全歯にわたるむし歯が認められました（図 64）．前年，胃がんが見つかり，手術．やっと仕事に復帰できるようになったところだとのことでした．

　がんの手術後は，口がカラカラで，いがらっぽく，のど飴を始終しゃぶっているとのこと．食事は一度に多く食べられないので，何度かに分けて食べているといった生活の変化もあり，口腔内環境はさらに過酷になってしまいました．タバコは 5 年前にやめたそうですが，最近は断っていたお酒も再開し，週 3 日の休肝日だそうです．

●根面カリエスと縁を切りたいが……

　その後は，以前のように定期的に健診に来院されましたが，そのたびに二次カリエスが見つかり，充填のし直しを繰り返すような状態でした．もちろんブラッシングや食事などの指導も行い，テクニックは上手になりましたが，食べることに関しては，術後始まった自律神経失調の症状が甘いものを口にすると落ち着くとのことで，なかなかコントロールが難しい状態でした．甘味料を変えてもらうなど，いろいろトライしましたが，追いつきません．

　術後 7 年，68 歳になりました（図 65）．狭心症や肝炎など他の病気も始まり，口腔内も根分岐部のむし歯から，ヘミセクションが必要となるようなところも出始めました（図66）．歯も大切でしょうが，日々を安らかに過ごすことも大切です．プロフェッショナルケアによるカバーが必要になるときがきたのでしょう．

根面カリエスの特徴と病理

　根面カリエスは，高齢者の増加，残存歯の増加とともに増加傾向にあります．要因は，加齢や不適切なブラッシングによる歯肉退縮，薬物・放射線治療による唾液の減少などで，臨床像としては露出根面への修復象牙質形成後に病変が形成されることが多く，温度痛や自発痛がなく，一般に無症状です．歯頸部，特に隣接面歯頸部に原発し，側方に向け皿状に拡大しやすく，辺縁は不明瞭で修復しにくいのが特徴です．

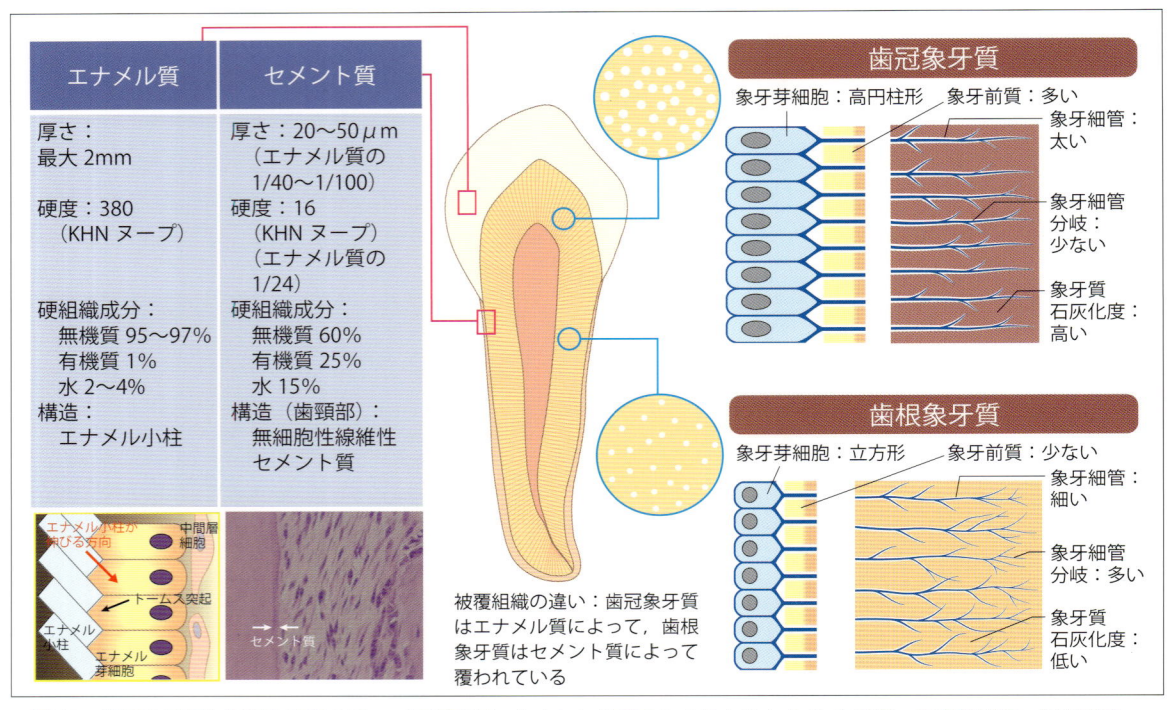

図67 歯冠象牙質と歯根象牙質の違い（下野正基：やさしい治癒のしくみとはたらき 歯髄編．医歯薬出版，発行予定．より引用・改変）

表3 歯冠象牙質と歯根象牙質の違い

	歯冠象牙質	歯根象牙質
被覆組織/厚さ	エナメル質/最大2 mm	セメント質/20〜50 μm
象牙芽細胞の外形	高円柱形	立方形
象牙前質の量	多い	少ない
象牙質形成速度	速い	遅い
象牙細管の直径（歯髄側）	太い（2.5〜3 μm）	細い（1.5 μm）
透過性	高い	低い
象牙細管の分岐	少ない	多い
石灰化度	高い	低い
う蝕の進行	限局性，深達性	広汎性，表在性

（下野正基：やさしい治癒のしくみとはたらき 歯髄編．医歯薬出版，発行予定．より引用・改変）

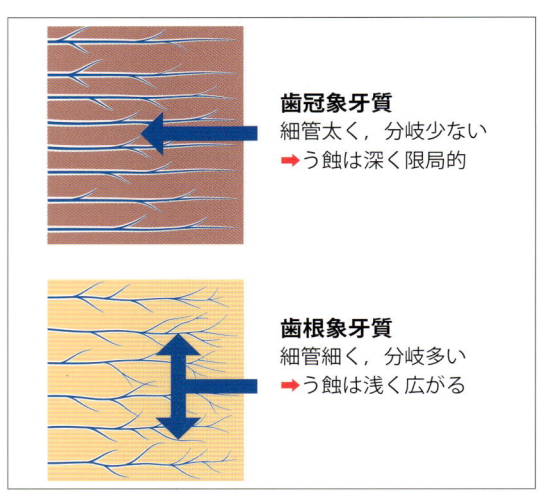

図68 う蝕の広がり方（下野正基：やさしい治癒のしくみとはたらき 歯髄編．医歯薬出版，発行予定．より引用・改変）

2. 大人のむし歯ができるとき

高齢者の口腔内の特徴

1. 甘いものが多くなりやすい

① 唾液の減少などで味覚が鈍くなる傾向がある．
② 在宅時間が多く，何かと口にしやすい．

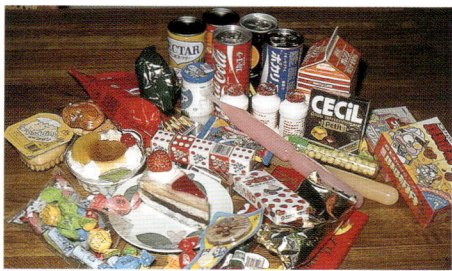

図69　家にいると，甘いおやつをついついばむ

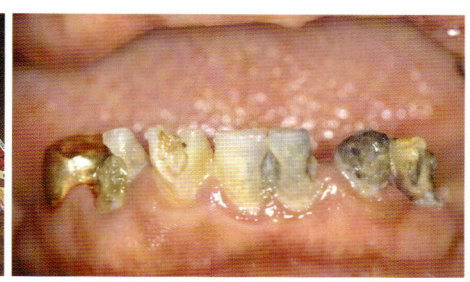

図70　40歳でこんな状態になってしまった

2. 口の中が複雑になり，管理しにくい傾向

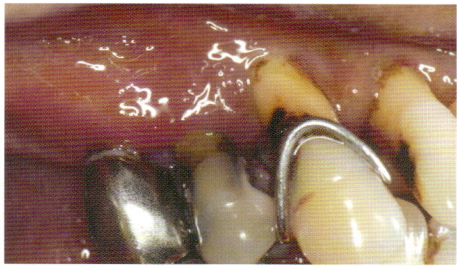

図71　補綴物，充填物などでセルフケアが複雑になりやすい

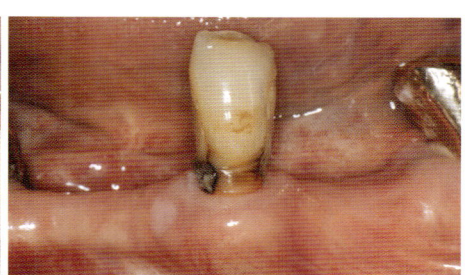

図72　欠損歯列，歯根露出などでセルフケアが難しくなりやすい

3. 薬剤の副作用，放射線治療などで唾液が減少

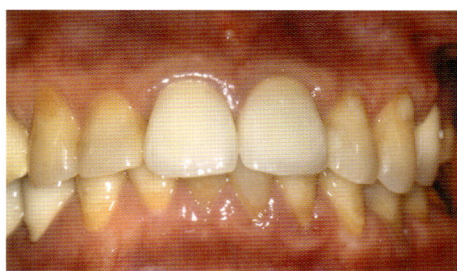

図73　降圧剤服用前

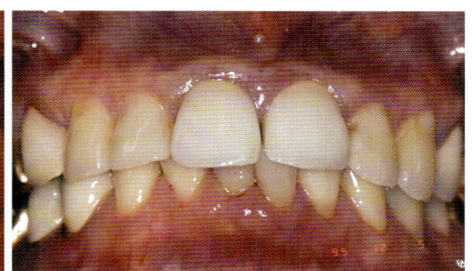

図74　服用を始めて2年後，歯肉炎が悪化

4. 極端な場合は麻痺など口腔機能の低下

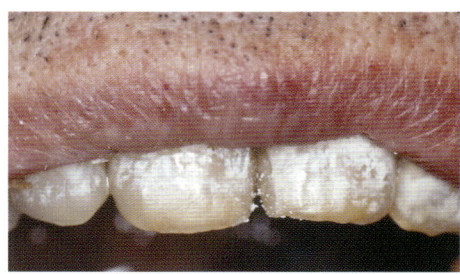

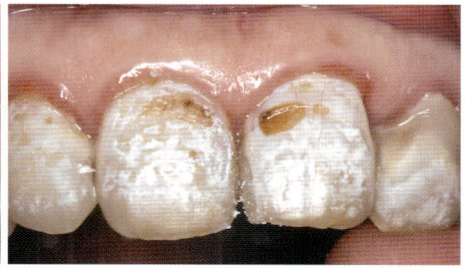

図75, 76　脳梗塞で片麻痺．機能が衰え，動きにくくなった唇の下にカリエス

（4）がん治療の影響　Case 18

　舌がんの手術，放射線治療，術後の抗がん剤服用の闘病生活，口腔内は唾液の減少により過酷な環境になっています．気持ちのうえでも不安定な患者さんとのかかわりのなかで，さまざまなこと経験し，考え，学ばせてもらいました．

●半年前に歯科治療したばかりなのに……

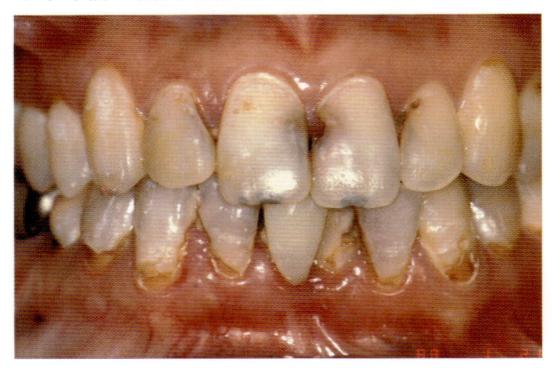

図77　35歳，女性．初診時．2年前に舌がんの手術．半年前に歯科で治療したはずが，むし歯の多発で来院．1988.1

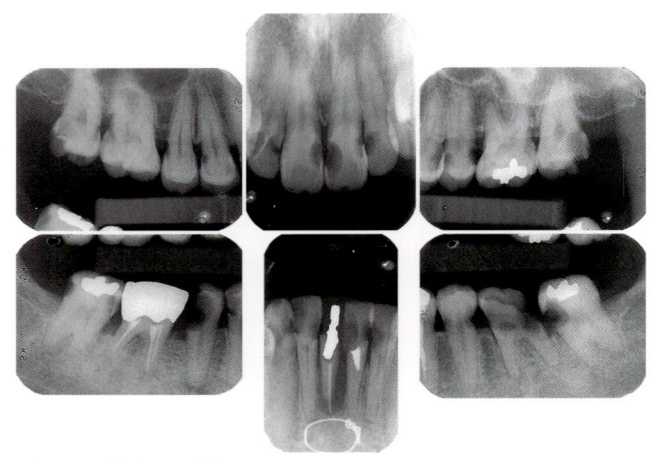

図78　同日のX線像．1988.1

●治療は終わったが，その後に次々と問題が発生．可能なプロフェッショナルケアは？

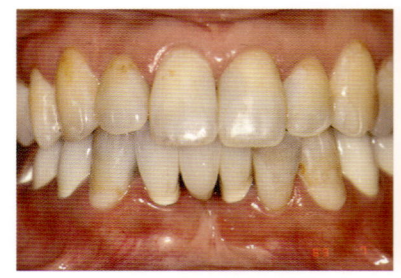

図79　1年半で治療は一応終了したけれど……．1989.7，36歳

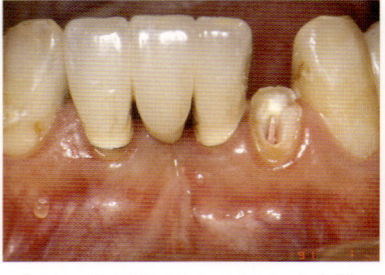

図80　治療終了から2年後．歯冠破折．その後も来院のたびに治療．1991.1，38歳

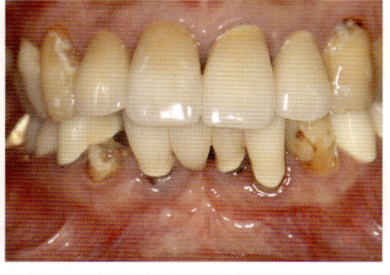

図81　初診から22年が経過．治療は続く．2009.5，57歳

82

2. 大人のむし歯ができるとき

●半年前に歯科治療したばかりなのに……

　初診は1988年1月，35歳，女性．主婦で，2年前に舌がんの手術，放射線治療を受け，唾液腺に大きなダメージが生じ，口渇もひどく，プラークもこびりついた状態でした（図77）．磨きにくい隣接部などにむし歯が多発し，来院されました（図78）．

　子どものころはむし歯になったことはなく，悪いところは半年前に歯科で全部治療したばかり，むし歯は最近，急激に増えたとのことです．

　抗がん剤を服用中で，口の中はカラカラ．また，がんの術後に甘いものを口にすることも増えて，のどが渇くのでペットボトルを持ち歩いていることなどを伺いました．口腔内は，舌が半分なく，咽頭がまる見えの状態です．

　歯磨きは1日2回で，あと食後には口をゆすぐとのこと．食べるものにも気をつけているそうで，ベジタリアンのような食事をしていましたが，毎日，酢大豆を食べていることが気になりました．

　むし歯の主因は唾液の減少だと考えましたが，がんの術後に口腔ケアの指導などは受けられなかったようです．治療と並行し，ブラッシング指導も行い，半年ほどでブリーディングテストの出血点も数カ所に減少するくらい熱心に取り組まれました．

　歯磨圧が強いことに加え，抗がん剤の影響もあり，歯肉は傷つきやすく，プラークの量の割に出血しやすい状態でした．

●治療は終わったが，その後に次々と問題が発生．可能なプロフェッショナルケアは？

　1年半ほどかけて全顎の治療を終了しました（図79）．唾液の減少とむし歯の再発が心配で3カ月ごとの健診にしましたが，大きな問題はなかったので，2回ほどメインテナンスを重ねた後，半年ごとの健診に移行しました．多少，唾液が増えたようでしたが，相変わらずプラークはこびりつき，心配な状態は続いています．

　健診を重ね2年ほどたったとき，$\overline{2}$の歯冠が折れて何回か通院が必要となりました（図80）．治療中に，唾液が増えてカプセルの薬を飲み込めるようになったこと，近いうちにその薬も終了すること，勤め始めたことなど，前向きの話しが聞け，喜び合いました．一方で，炒った大豆を砂糖で絡め，酢大豆の代わりに食べているとのことで，心配ごともまた一つ見つかりました．

　その後5年間ほどは，コンポジットレジンの修理や，新しくできた根面カリエスの処置などを健診のたびに行い，甘いものを食べる量を確認することなどを繰り返していきました．娘さんに，「家には食べものが多すぎる」と言われたことを話してくださったりして，患者さんとはしだいに打ち解けてきていました．

　しかし，いま振り返ると，どうしても患者さんの盲点を責めるような指導になっていたように思えます．もう少し傾聴し，一緒にできることを探す努力をし，できるプロフェショナルケアを見つけるようにすればよかったと思います．

　それから約2年後，46歳時には，さらに5本の歯冠が以前と同様に折れました．

　現在57歳，むし歯から歯周病へと病態が移る年代になりましたが，いつの間にか電動歯ブラシに変えていたりして，これからも一緒に考えながらの支援が続きます（図81）．

がん患者さんへの配慮

　最近は，がん治療後，コントロールしながら日常生活を普通に送られている患者さんがかなり多くみられるようになりました．がん患者さんへの口腔ケアも，一般の方への口腔ケアと基本的には同じだと思います．

　ただ，がん患者さんは身体面・健康面での苦しみのほかに，不安やいらだち・恐れなど精神面での苦しみ，そして家庭や仕事などの人間関係での苦しみなど，さまざまな苦しみや悩みを抱え込んでいるか，乗り越えようとしています．そのことに十分配慮しながら，私たちにできるプロフェッショナルケアの内容を考え，セルフケアの注意点なども伝えて，必要な支援を提供し続けていきたいものです．

表4　がん患者さんに起こりやすい口腔のトラブル

	起こりやすいトラブル	原因や症状
1	口腔粘膜炎	口腔粘膜にびらんまたは潰瘍が生じる
2	口腔感染症	白血球減少などにより常在菌による感染が起こる
3	ヘルペス・カンジダ	免疫力低下により日和見感染が起こる
4	歯肉出血	血小板減少により出血しやすくなる
5	味覚障害	味覚が変化・喪失し，濃い味を好んだりする
6	口腔乾燥	唾液腺細胞のダメージや薬剤の副作用で口が乾燥する
7	歯の知覚過敏	薬剤の神経毒性などによって末梢神経障害が起こる
8	むし歯の多発	唾液の減少や味覚障害により起こる
9	開口障害・骨髄炎	放射線治療を受けた場合に，晩発的に起こることがある
10	精神的不安	気持ちが落ち込んだり不安定になりやすい

＊1〜8：ただしこれらのトラブルのほとんどは可逆的な変化で，治療後，あるいはしばらく経過すると回復する

表5　がん患者さんへの配慮

	配慮すべきこと	具体的な方法
1	適切なセルフケアの指導	粘膜・歯肉の状態から適切な清掃用具，硬さなどを選択
		磨ける磨き方を体得してもらう
		義歯もていねいに清掃
2	口腔内セルフチェックの指導	口腔粘膜・歯肉の変化（発赤，腫脹，潰瘍，出血など）や歯の色・形の変化
		知覚過敏の可能性などを伝えておく
		発症しやすい部位を伝えておく
3	症状がある時期の食事の工夫	熱いものは避ける
		刺激物を避ける（塩分，酸味，香辛料などの強い食事は控える）
		食べやすい形態に（唾液の減少などで飲み込みにくい時期もある）
		疼痛で食べられないときは鎮痛剤の入った含嗽剤を使い，栄養飲料や補助食品を
		酒・タバコは禁止
4	傾聴	患者さんの話し，悩みをよく聞く．聞いてあげるだけでも効果あり
5	リラクゼーション	気分転換に呼吸法，筋弛緩法など，副交感神経を高める方法なども有効

面接技法・基本的傾聴法

対応を苦手とする年上の患者さんと接するときなど，知っておくと便利な面接・傾聴技法を紹介します．

1. **開かれた質問（Open-ended Question）**
   全般的な情報を得るための問いかけで，多くは面接の最初に行われる．専門用語などは使わず，一般的な言葉で表現する．たとえば，「どうなさいましたか」．
2. **焦点を当てる質問（Direct Question）**
   特定の情報を求めるための問いかけ．たとえば「歯を磨くと血が出るのは，どのあたりからですか」．
3. **確認（Facilitation）**
   患者さんが言ったことをさらに明確にしてもらったり，確認してもらったりするための言語あるいは非言語的なコミュニケーションのこと．患者さんが言った最後の言葉を繰り返したり，よくわからないとき，質問したり，わからないという表情をしたりする．たとえば，「もうちょっと詳しく話してください」．
4. **明確化（Clarification）**
   さらに詳しい情報や説明を求めるための反応．聞き手が問題点を探し出し，それを相手に問いかけ，不明な点を明らかにしていく．たとえば，「歯が浮いた感じがするのは，体調が悪いときですか」．
5. **言い返し（Reflection）**
   患者さんが言ったことの一部を術者が繰り返す．
6. **支援（Support）**
   患者さんに対して関心を抱き心配していることや，援助しようと思っていることを，言語や非言語で示すこと．たとえば，「この処置はちょっと痛いけれど，すぐ終わりますから」．ただし，患者さんがさまざまな感情を表明する前に，いろいろサポートするのは逆効果．
7. **共感（Sympathy）**
   患者さんのさまざまな感情や要求に対して理解し，共感していること表明するコミュニケーション．たとえば，「毎日，歯を磨くのは大変ですよね．よくわかります」．
8. **沈黙（Silence）**
   沈黙することにより，完全な無関心から積極的な関心まで，幅広い反応を示しうる非言語的なコミュニケーション．沈黙が患者さんに考える時間を与え，不明確な事柄をさらに明らかにすることがある．
9. **対決（Confrontation）**
   行動，表情，しぐさ，表現などにおける一貫性のなさや矛盾点を患者さんに示し，明確にし，注意を向けさせる技法．たとえば，「あなたは，ちゃんと磨けるテクニックをもっているし，磨けば歯ぐきも治せる人なのに，どうしたのですか」．
10. **集約（Summation）**
    患者さんが表現した情報を集約し，確認すること．成功すると感情の交流が急激に進む．
11. **解釈（Interpretation）**
    患者さんのデータ，出来事，考えなどから患者さんの情況などを術者が系統立てて説明すること．これを行うには，ある程度の信頼関係が必要．たとえば，「あなたは，歯を磨く時間がないわけでもないし，磨き方も知っているし，歯ブラシも持っているし，まして，あなたの歯周病を治すのに歯磨きが必要なことを十分知っているのに，しっかり磨こうとしない．治す気がないのですか」．

IV編　自立への気づきを支える

（1）セルフケアの重要性への気づき　*Case 19*

　いままで「歯が悪くなったら歯科医院に行って治せばよい」と思っていた患者さんが，最後の最後になって，それでは口の健康は保てないことに気づき，「自分の健康は自分で守らなくては！」と，セルフケアに目覚めてくれることはよくあります．身体全体の健康を考える扉を開く鍵になる瞬間です．

● 「毎回，新築工事ではたまらない！」

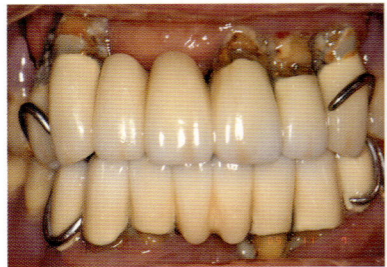

図1　61歳，男性，初診時．これまでに何回も全顎治療を受けたという．1989.11

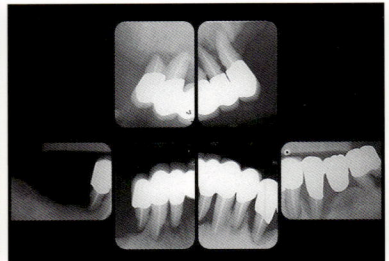

図2　同日のX線像．1989.11

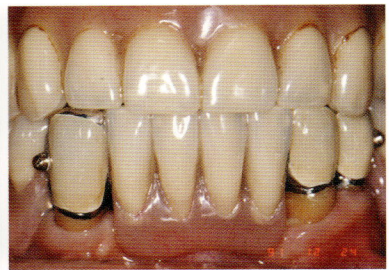

図3　2年かかり，当院でも全顎治療となった．1991.12，63歳

● 無理は承知で残した歯は5本

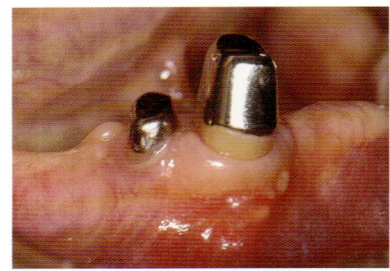

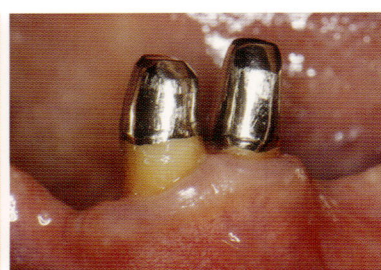

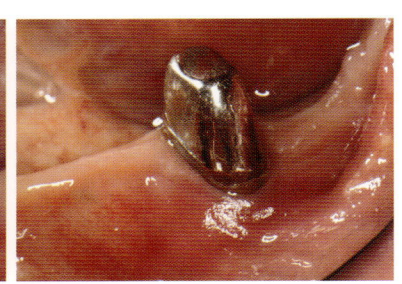

図4〜6　無理して残した歯は $\overline{4\ 3|3\ 4\ 7}$ の5本．「使えるまで使いましょう」と伝えた．1991.11，63歳

● この5本が自立型健康観への鍵になることを願って……

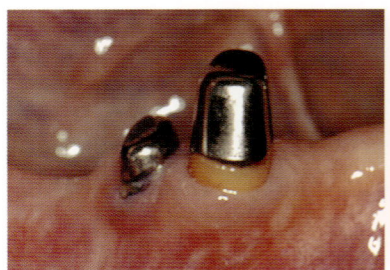

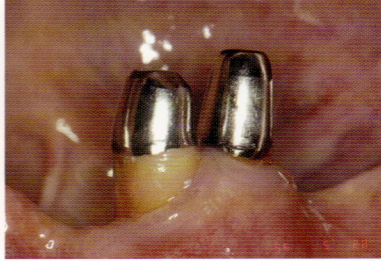

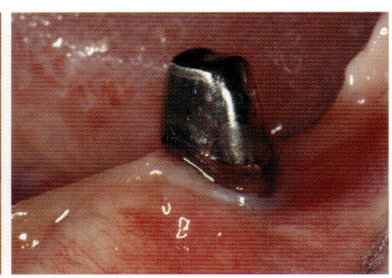

図7〜9　無理して残した歯でも5年もつ．健康観も変化．1996.5，68歳

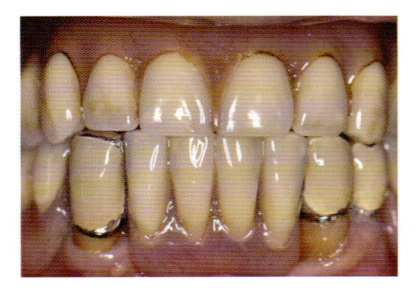

図10　食べられるものもいろいろ増えた．セルフケアも身について，自信がもてるようになったという．1997.10，70歳

● 「毎回，新築工事ではたまらない！」
　初診は1989年11月．61歳，男性．自営の経済アナリスト．若いときから歯が悪く，戦争のため成長期に思うようにものが食べられなかったからと，諦めているようでした．悪くなったらそのつど，歯科医院で何度も，当たり前のように治してもらってきたとのことですが，ブラッシング指導を受けたことはないようでした．全顎に大きな補綴物が入っているので，その治療時に指導があったのかもしれませんが，患者さんの記憶には残っていないようです．
　口腔内はプラークでかなり汚れ，全歯ホープレス．上顎の歯は動揺が激しく，印象を採ると抜けてしまいそうでした（図1，2）．ここ10年ぐらいはウォーターピックを使っているとのことで，持参された普段使用の歯ブラシは，大きく，靴磨きに使えそうな，天然毛のものでした．
　いろいろお聞きするなかで，「ここ10年ほどで，3回，大がかりに治してもらったが，毎回新築工事ではたまらないね」「治るんですか？」といったように，不安と，歯科に対する不信感を強く感じました．
　全歯抜いて総義歯にすることは避け，残りそうな歯は極力残し，しかも次回は新築・全部治療し直さないですむようにすることにし，ブラッシング指導と並行し治療に入りました．毎回，頭を悩ませながら治療に悪戦苦闘しましたが，指導に対しては，刻々変化する口腔内にもかかわらず素直に受け入れてくださいました（図3）．

● 無理は承知で残した歯は5本
　2年ほどかかり，ひとまず補綴物も入り，治療を終了できました．甘いもの好きで，ほかに慢性疾患も抱えているので，歯肉は弱々しいところはありますが，患者さんの努力で $\overline{4\ 3|3\ 4\ 7}$ の5本の歯が残せました（図4～6）．これらの歯は可能なかぎり残し，保存不可能になったときは義歯の修理だけですむよう，テレスコープ型義歯にしました．

● この5本が自立型健康観への鍵になることを願って
　5本の歯の予後には患者さんのセルフケアが大きく影響しますが，忙しい方で，不定期にではあるもののメインテナンスには来院し，大きなトラブルもなく5年がたちました（図7～9）．
　甘いもの好きと薬の影響が心配で，メインテナンスのときにはブラッシングの確認，デブライドメント，フッ素塗布などを行いました．こんなとき，根面にはもっと濃い濃度のフッ素製剤がほしいところです．
　義歯を装着した当初は，かまぼこ板を入れたようだとおっしゃっていましたが，たくあんやピーナッツ，田作りなどが食べられるようになったと喜んでくださいました（次ページの図14，15参照）．
　残念なことに，翌年の1997年，70歳を期に郷里の熊本に転居されました（図10）．

セルフケアしやすい補綴物への配慮

1. **歯ブラシ・歯間ブラシの毛が届きやすい形態**
   ① 歯間空隙は歯ブラシの毛が届くように開け，隣接面の膨隆は歯間ブラシが通るように歯頸部寄りに．
   ② 一口腔はなるべく同じ太さの歯間ブラシですむようにする．
   ③ 義歯を入れたままでも，歯間ブラシが使えるようにする．
   ④ ブリッジのポンティックは自浄型かリッジラップ型を選択（図11）．
   ⑤ 義歯には，不必要な凹凸は与えず，なるべく清掃しやすい形態にする．
   ⑥ 歯冠のカントゥアで，歯頸部が磨きにくくならないよう注意（図12, 13）．
2. **なるべく適合よく，研磨は丁寧に**
3. **仮着でセルフケアのチェック**
   ① 仮着状態で，患者さんの歯ブラシの当て方などを確認する．
   ② 経過を見て，形態修正や指導の追加をする．

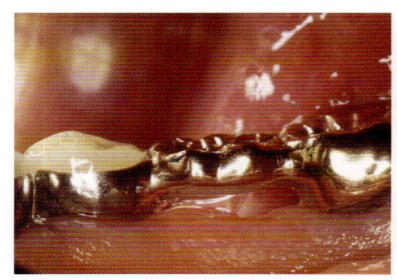

図11 自浄型ポンティック．25年経過例

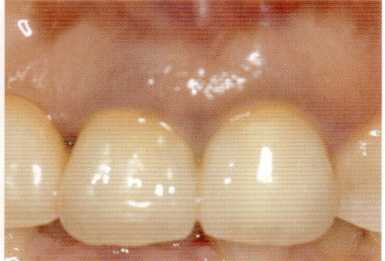

図12 縁下マージンはアンダーカントゥアに．23年経過例

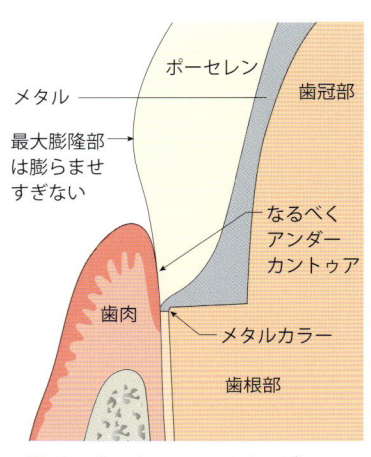

図13 カントゥアのイメージ

咀嚼能力判定表

　咀嚼能力判定表は，本来は総義歯用ですが，それ以外でも活用しています．図14, 15の2枚は前ページの患者さんの記録です．

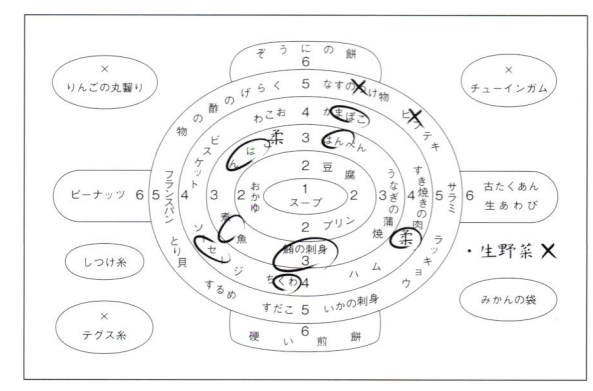

図14 咀嚼能力判定表．1989.11

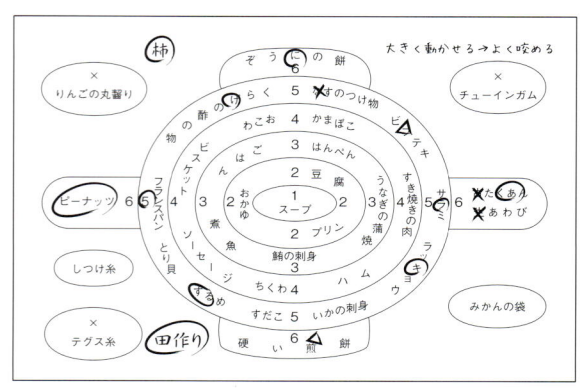

図15 咀嚼能力判定表．1991.12

プロフェッショナルケアとセルフケア

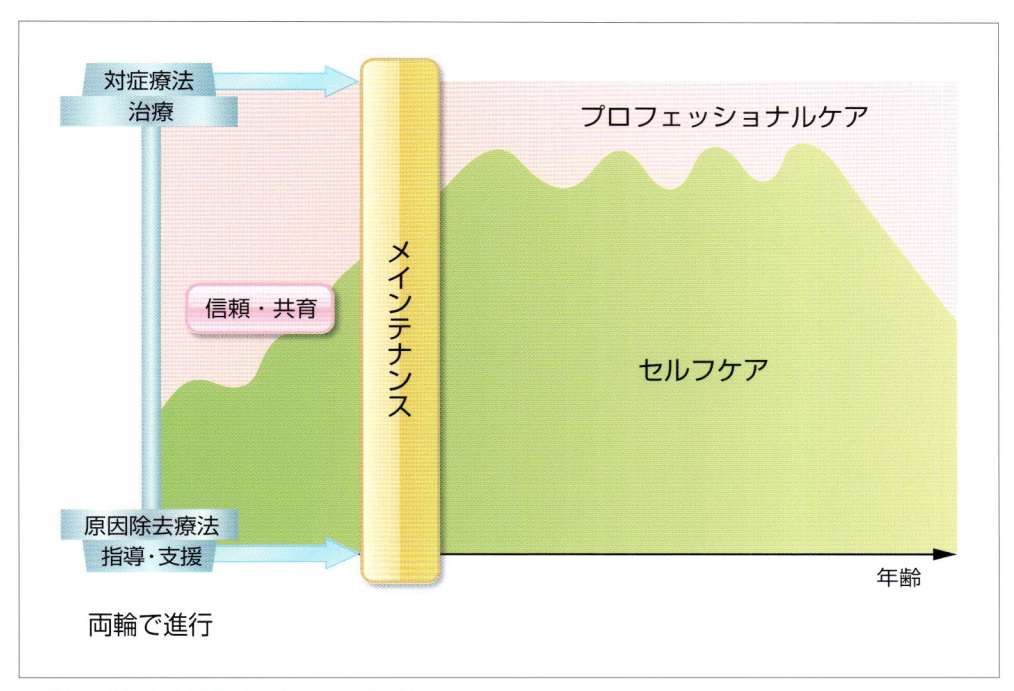

図16 歯科における「治す」のイメージ

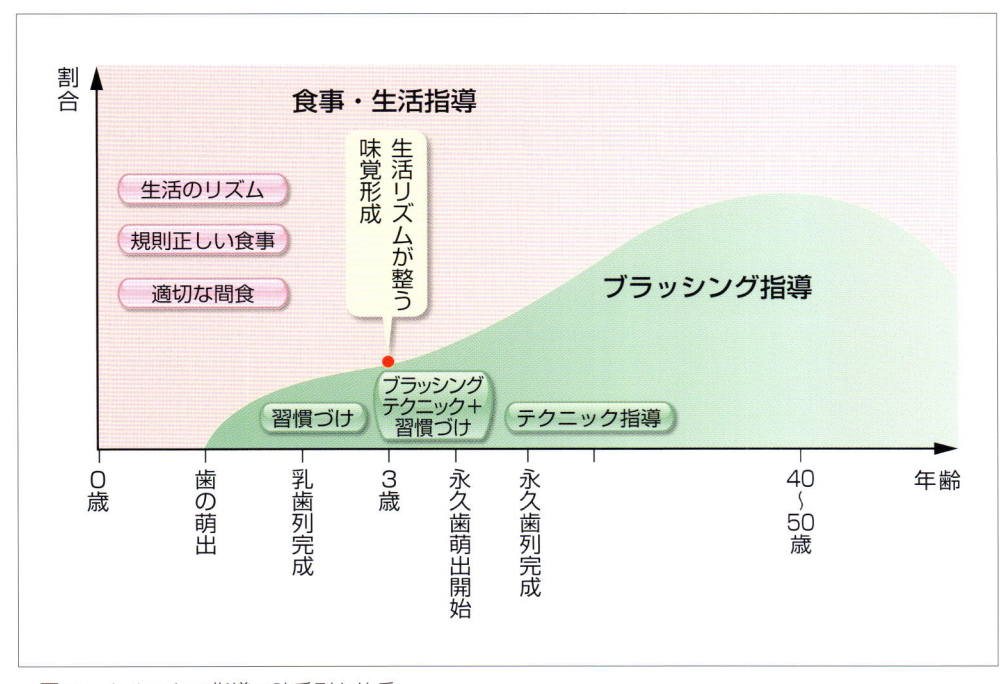

図17 セルフケア指導の時系列と比重

(2) 依存からセルフケア自立への行動変容　　*Case 20*

　何事も，他人にやってもらったり，指示してもらうと楽なことが多いのですが，生活や社会に影響されるような慢性疾患から身を守り，健康を維持するためには，やはり「自分の健康は自分で守る」ことがベースになくてはなりません．治療・指導や，それがきっかけとなった生活の変化からそのことに気づいたとき，セルフケアは自立するようです．

●実は奥様が歯磨きを

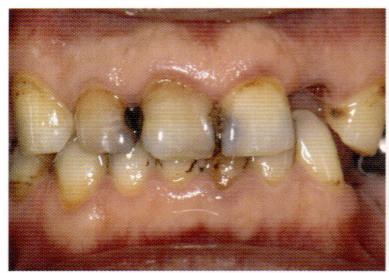

図18　47歳，男性．初診時．7本の欠損を放置．1981.1

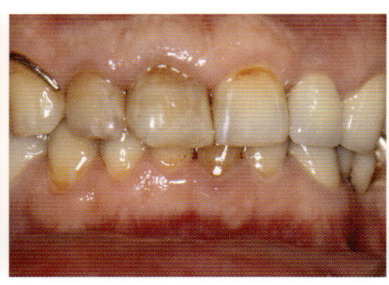

図19　1年後，治療終了．歯磨きも上達．1981.11，48歳

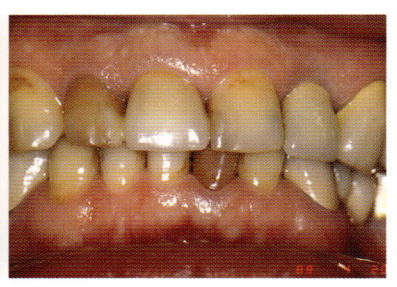

図20　7年後，歯肉もきれい．実は奥様が歯磨きをしてくださっていた．1988.4，54歳

●「僕もそろそろ自立しなくっちゃね！」

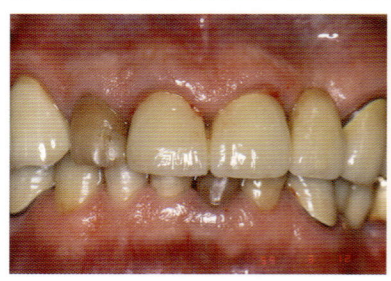

図21　「僕も自立しなくっちゃね」との発言あり．1999.3，66歳

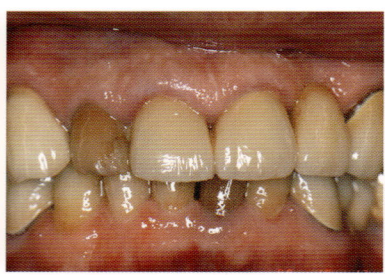

図22　半年で見違えるようになった．1999.10，66歳

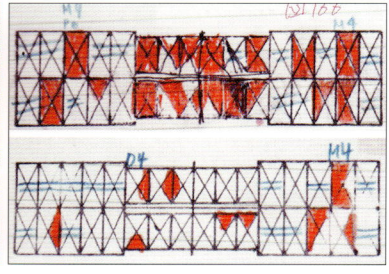

図23　半年での出血点の変化．上：1999.8，下：2000.5

●研究所を設立して後輩の育成に活躍

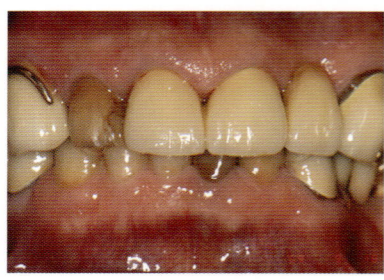

図24　数年前，大学を離れ研究所を設立，ますます忙しく活動．もともと自立していたのでは？2009.9，76歳

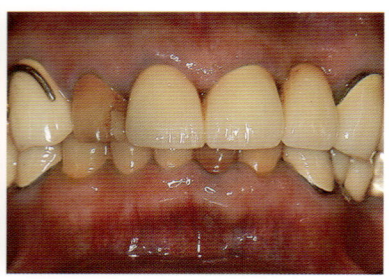

図25　1カ月後には82歳．週3日は仕事．まだまだ活動的．2015.3

●実は奥様が歯磨きを

　初診は1981年1月．47歳，男性．大学で都市計画を研究し，教えておられる先生でした．

　口腔内を診ると，7本もの欠損が放置され，プラークも付着していました．歯肉は，喫煙者によく見られるような状態でした（図18）．診療中，ご専門のお話しをいろいろ教えてもらいながら，毎回楽しく，約1年かかりでブラッシング指導とともに治療を行っていきました（図19）．この間，「人にもテリトリーがある」といった人間尺度論など，歯科にも役立つような新たな視点を教えてもらい，とても楽しい診療でした．

　その後メインテナンスを重ね，噛みしめなどで多少のトラブルはありましたが，歯肉は健康な状態で推移していました（図20）．いろいろお聞きしているうちに，自分で磨いた後，奥様に磨き直してもらっていることがわかりました．奥様は，健診時にブリーディングテストで出血点が1カ所もないくらい，ていねいに磨かれている方です．このきれいさは，その賜物なのだと，納得できました．

●「僕もそろそろ自立しなくっちゃね！」

　66歳のとき，患者さんの生活面でいろいろ変化がありました．奥様が北海道の学校に中国語を教えに単身赴任され，その影響か食生活も不規則になり，甘いものを口にされることが多くなったようで，健診時，歯肉からの出血点も増えました（図21）．そのとき，「僕もそろそろ自立しなくっちゃね！」と言って帰られました．

　半年後，見違えるような歯肉・口腔内でメインテナンスに来院されました（図22）．ブリーディングテストのチャートを半年前のものと対比してお見せすると（図23），とても満足そうで，ブラッシングテクニックの確認などをしても，自信ありげにやって見せてくださいました．

●研究所を設立して後輩の育成に活躍

　長年勤務した大学を離れ，研究所を設立し，後輩も育てながら，まだまだ忙しく活動されています．

　心臓にステントを入れたり，血圧も高くなったりと，健康面の心配ごともいろいろ出てきています．口腔内にも，唾液が減少するなど，それなりの変化が現れ，メインテナンス時に対応しています（図24）．歯根破折などによる再治療で補綴物も変わっていますが，歯ブラシの当て方などは教えるまでもなく自分で考え，対応されています．

　そんな光景を見ていると，以前，奥様に磨いてもらっていたというのは，依存されていたのではなく，別の理由があったのではなかったのかと思えてきます．これだけの方です．もともと自立されていたのではないでしょうか．

　初診から34年近くがたち，82歳になりますが，いまでも週3日は仕事も活動的にこなし，健康面でも奥様ともども気をつけて，楽しくお過ごしです（図25）．

メインテナンスの流れとチェックポイント

1. 患者さんが気になっていることを伺う
    ① 口のことで気になっている点を伺う．
    ② 生活面での変化なども聞く．
2. 口腔内診査・視診
    ① 歯・歯肉・粘膜の状態，変化のチェック．
    ② 咬合状態，変化のチェック．
    ③ その他．患者さんが気にしているところは念入りに．
3. ブリーディングテスト（健診で最も大切にしている）（図26，27）
    ① プローブでジェントルプロービング．
    ② 出血点をチェックし，歯肉の状態を把握する．
    ③ 甘いものの量や飲食のし方，ストレス，生活の変化でも出血点は変化する．
4. プロービングデプス
    歯周ポケットの状態・変化をチェックし，把握する．
5. X線写真の撮影（必要に応じて撮影）
6. 口腔内写真の撮影
7. 現状の説明
    ① 健診で得られた情報やチャートの説明．プロービングの結果を示すときは，ブラッシングや生活の変化もチェックしながら．
    ② 写真やX線写真で説明．必要に応じて，以前に撮影・保存したものと比較する．
    ③ かつての指導や治療を，患者さんがどう受け止め，理解しているかもチェックしながら説明していく．
8. 指導の追加・修正
    ① メインテナンス時は患者さんの生活・情況の変化が把握できるよいチャンスであるとともに，改善のチャンスでもある．
    ② ブラッシングテクニックの修正・追加．
    ③ 食べることや生活面の対する支援・指導の修正・追加．
    ④ その他，悩みや愚痴は聞いてあげるだけで十分．
9. 必要に応じ，デブライドメントや治療

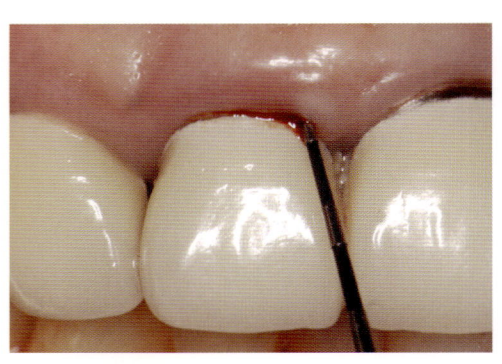

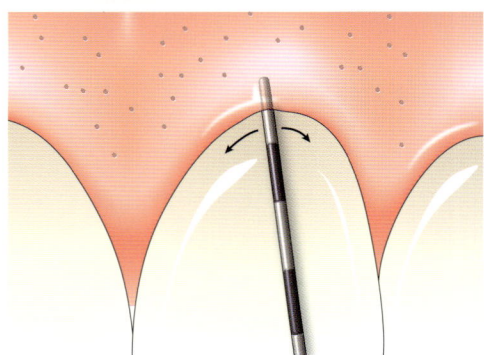

図26，27　ジェントルプロービング
歯肉溝・歯周ポケット内にプローブを2〜3mm挿入し，歯肉溝上皮（内縁上皮）をさするように動かす．このときの出血の有無と量で，炎症の状態を判定する

DHの知恵袋　　経過の長い患者さんを担当するときのポイント

経過の長い患者さんを先輩歯科衛生士から引き継いで担当することになったとき，指導に困ることも多いと思います．そんなとき，患者さんとどう接したらよいのでしょうか．

① 決して「指導します」という姿勢でなく，「最近どうですか？」「話を聞かせてください」という姿勢で入っていく．新人であればなおさら，この姿勢が大事．長く通っている患者さんは自信をもっている．あれこれ言われるより，「話を聞いてもらえる」ということで安心されるし，こちらも，患者さんがどう理解しているか，何に困っていたり，悩んでいるかがわかる．

② 過去の指導の記録に目を通すことは，新たに接するための準備に役立ち，心の余裕にもつながるが，逆に，先入観をもって接してしまう結果，邪魔になることもある．ただし，大病や入院などの既往だけは頭に入れておきたい．

③ これまでの指導の記録も大切であり，役に立つことも多いが，みずから担当した最初の直感を大事にしたい．長くても，短くても，まずは最初の一歩から．

④ 患者さんを理解することも大事だが，患者さんに「指導者はこんな人なのだ」と理解してもらうことも必要．まずは，先を急がずなごやかに話し合うところから始めればよい．

⑤ 長く通っている患者さんの多くは，これからも医院とうまくつき合っていきたいと思い，新しい担当者と接してくれる．なかには，新任の歯科衛生士を「育てたい」と思っている患者さんもいる．

⑥ 担当が変わることは，視点が変わること．新たな発見があり，それまで解決できなかった問題を解決するチャンスになることも．さらに，指導に幅ができる機会にもなりうる．

⑦ プライドが高い方など，引き継ぎが難しい患者さんの場合，歯科医が「心配なところがあるので，歯科衛生士に診てもらってください」といった導入をするのも一法．歯科衛生士は引き継ぎやすくなり，患者さんの側も安心する．

⑧ 自分よりもはるかに年上で，無口な男性は接しにくいもの．歯周病の指導の場合は，少しでも歯肉が変化したときには，見逃すことなく努力を認めてほめると，心を開いてくれることがある．口の中の変化を診ることのできるプロの目を，最大限に活かそう．

⑨ 高齢者は話が長くなりやすく，指導はそっちのけで，世間話だけで終わることもある．それはそれで無意味ではないが，伝えたいことを伝える機会をどこかでうまくつくる，したたかさももっておきたい．

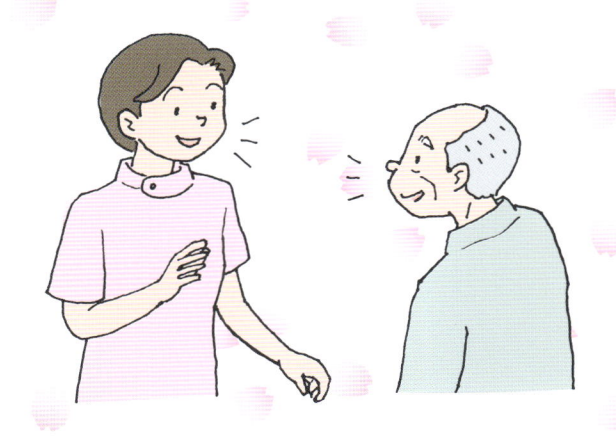

V編　口から全身を診る

(1) 歯科の指導は慢性疾患対応モデル　*Case 21*

　歯科医院で日常的に行われているブラッシング指導をつき詰めて発展させていくと，慢性疾患対応モデルそのものであることに気づきます．慢性疾患や精神疾患が多いいまの時代，歯科での指導は他科にも必要なモデルになっています．患者さんに，ブラッシング指導の，歯科にとどまらない幅広い可能性を教えてもらいました．

● 「若いときから，歯肉からの出血が気になっていました」

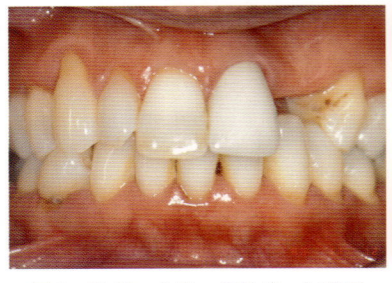

図1　56歳，女性．初診時，以前聞いた講演で，ブラッシングの効果は体験ずみ．1986.11

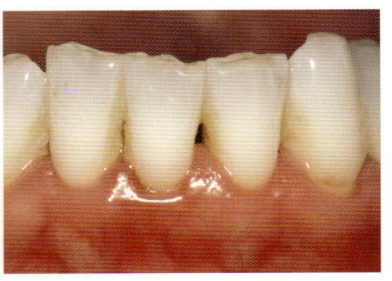

図2　この部位をワンポイントに指導を始める．1986.11

● 「気になるところがあれば，もっと治してください」

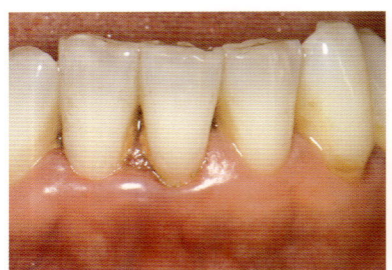

図3　約2カ月後には，歯肉出血がなくなる．1887.2

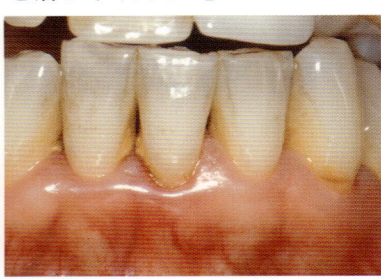

図4　ブラッシングの効果の確認．スケーリング前．1987.4

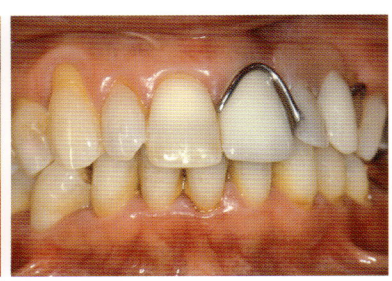

図5　「もっと治してください」．1987.5

● 「これから内科に行って，降圧剤をやめたいって，言ってきます」

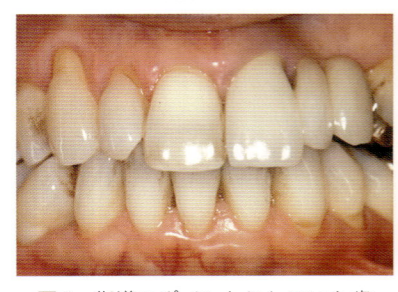

図6　指導のポイントにしていた歯肉は健康に．1987.9

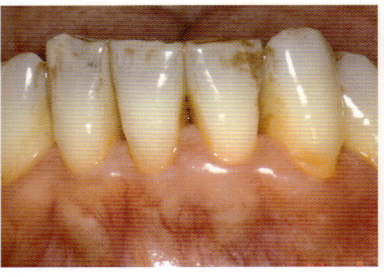

図7　治療終了後に，「降圧剤をやめたい」とのこと．1987.9

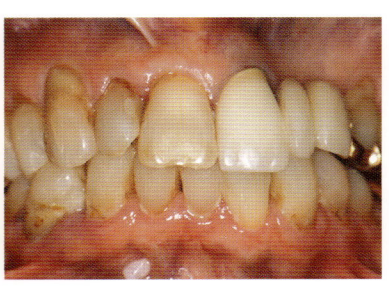

図8　27年後．2013.4，83歳

● 「若いときから，歯肉からの出血が気になっていました」

　初診は1986年11月．56歳，女性．主婦の方で，20代から歯肉からの出血で悩んでいましたが，2年ほど前，市民向けの歯科保健の講演を聞き，食後の歯磨きを実行してみたら，話のとおり出血が止まったという体験をされたそうです．しかし，継続することができずに，日に1回の歯磨きに戻り，また出血し始めたので来院されたとのことでした．

　あんこ類をはじめ，甘いもの好きで，深い歯頸部カリエスもありました．甘いものの影響か歯肉は弱々しく，全体に炎症気味で出血しやすく，歯周ポケットの形成もところどころで始まっていました（図1）．

　3カ所ほど治療が必要なところがあったので，見やすく，変化しやすい下顎前歯部の歯肉に注目してもらい，治療と並行してワンポイント指導を行っていきました（図2）．

● 「気になるところがあれば，もっと治してください」

　歯科衛生士から指導されるのを好まれないようでしたので，必要な情報は歯科医から伝えるようにしたところ，次回来院時には歯肉が確実に変化していました．波及効果で，ワンポイントに選んだ部位以外の歯肉の出血も，2カ月ほどで止まりました（図3）．

　歯磨きの効果を十分伝えるため，前歯部はスケーリングを後回しにしていましたが（図4），初診から約5カ月後の治療終了時（図5）に歯石を除去しました．すると，「先生，気になるところあるようでしたら，もっと治療してください」とおっしゃり，義歯の部分など，さらに治療を進めることになりました．

● 「これから内科に行って，降圧剤をやめたいって，言ってきます」

　さらに4カ月ほどかけて，全顎の治療を終了しました（図6）．ワンポイントに選んだ下顎前歯部（図7）はもちろん，患者さんの努力で，全顎の歯肉は見事に健康な状態になりました．

　診療室で歯ブラシを持って教えることは少なかったのですが，歯肉の変化を評価し，よく見てもらい，それをほめながら伝えることは，ほぼ毎回やっていきました．このころには，歯科医よりも歯科衛生士によく質問をするようになり，患者さん自身が，染め出しがなくてもプラークを見られるようになり，歯肉の状態も判断できるようになっていました．根気よくかかわり続け，伝え続けた歯科衛生士の努力が患者さんに伝わったのでしょう．

　治療に区切りをつけ，「これからは定期的に，メインテナンスにきてください」と，終わろうとしたとき，患者さんが，「これから，内科に行って，毎日飲んでいる降圧剤をやめたいと言ってきます」と，突然おっしゃいました．降圧剤を飲んでいることはお聞きしたことがありましたが，やめるように言ったことなどありません．不審に思い，伺うと，「歯磨きで歯肉はよくなる．自分の努力で自分の健康は守れることを先生たちに教えてもらった」と言うのです．血圧も，食事や運動でコントロールしていきたいと考えられたようです．このとき，「歯科は口を飛び出せる！」と，歯科の指導の可能性を教えられました．

　初診から27年，83歳になられましたが，いまでも口腔内は健康を保っています（図8）．

V編　口から全身を診る

慢性疾患への対応

1. 慢性疾患の特徴
① 発症原因が複数か不明で，経過は永続的．
② 再発率が高い．
③ 完全治癒がない．
④ 致命的でなく，局所的．
⑤ 自覚症状が薄い．
⑥ 進行は遅いが不可逆的．
⑦ 水平感染がなく，社会的危機感が希薄．
⑧ Natural history が不明．
⑨ 進行・経過は患者の自己管理に左右される．
⑩ 社会的にも個人的にも高コスト．

2. 慢性疾患対応モデルのイメージ

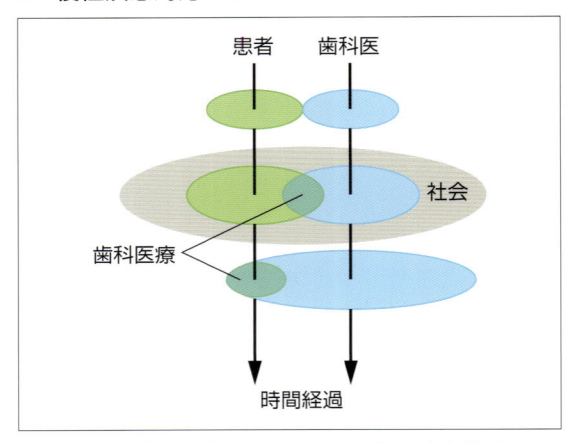

図9　慢性疾患対応モデルのイメージ図．中心軸が2つ

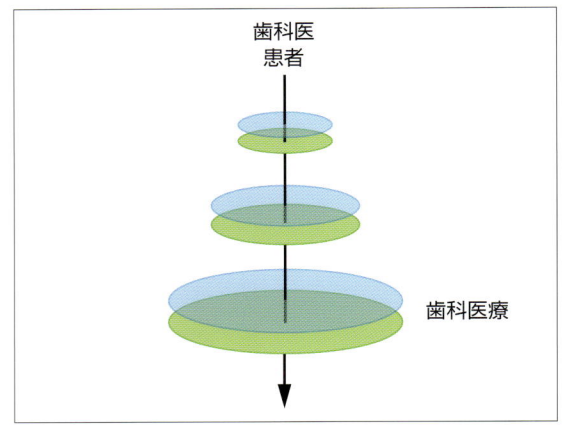

図10　急性疾患対応モデルのイメージ図．中心軸は1つ

3. 患者さんには，そのときの情況・能力により，指導・治療を受け入れる限度がある

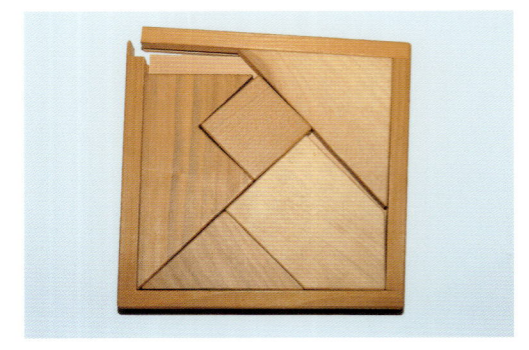

図11　押しつけの指導・治療では，拒否に遭いかねない

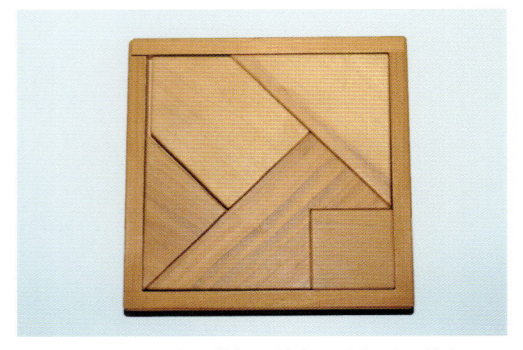

図12　そのときの情況・能力に合わせて整えると，受け止めてくれる

チームの力

　歯科医が求める緻密さ・スピードには，患者さんは合わせられません（**図13**）．

　患者さんとのズレをカバーしてくれるのがスタッフ・チームの力です．

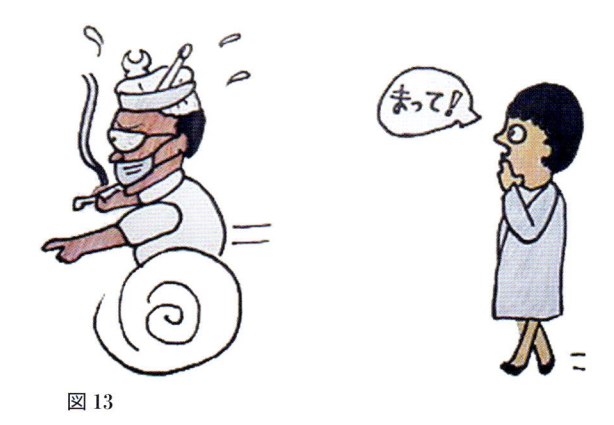

図13

　スタッフの一人ひとりが能力を発揮し，医院全体の幅・力を広げます（**図14**）．

　指導・治療を患者さんに受け入れてもらうには，「攻め」どき，「待ち」どきがあります．チームの力を発揮するため考えておきたいことが，ポジショニングです（**図15, 16**）．

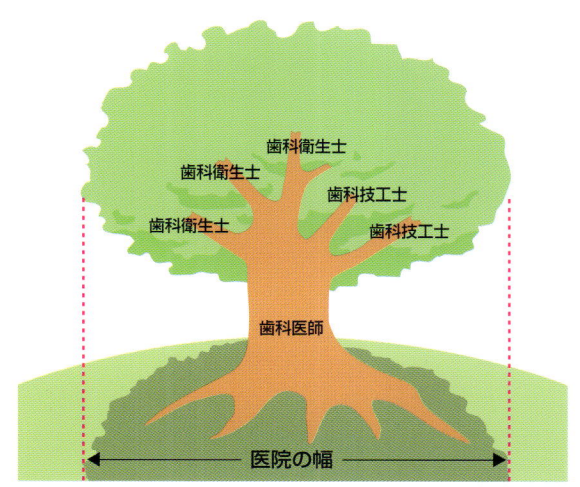

図14　スタッフ一人ひとりが力を発揮することで，医院の幅が広がる

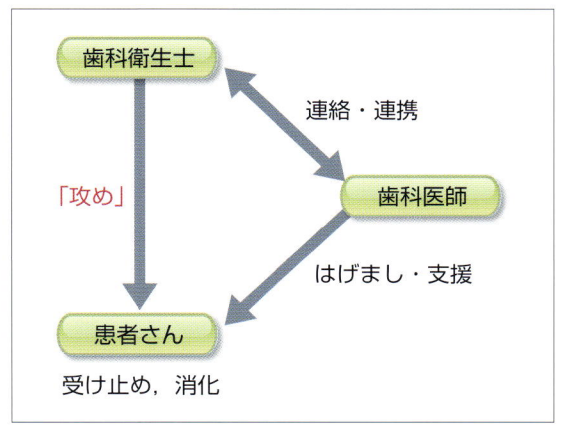

図15　「攻め」のポジショニング

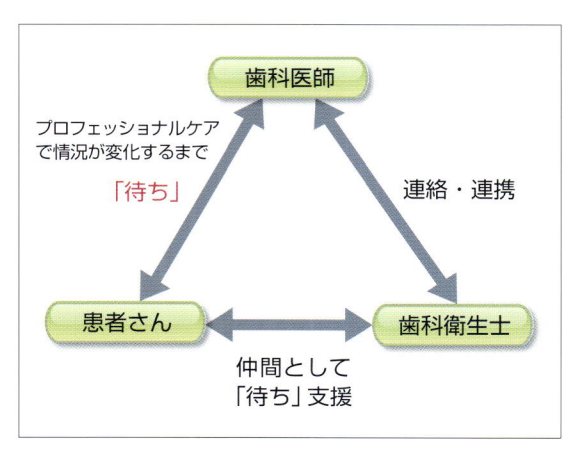

図16　「待ち」のポジショニング

（2）認知症になっても，セルフケアが支えてくれる　*Case 22〜24*

　診療室を長く続けてきた結果，患者さんの高齢化が目立ってきました．すると，以前は気づかなかった問題点が見えてきて，さまざまな新たな発見がありました．特に顕著なのは認知症になった患者さんで，従来の慢性疾患モデルでの対応以上に，患者さんご本人にとどまらず家族や地域社会にまで広げて対応する必要があることも考えさせられました．3症例をご覧いただきます．

●発症前にセルフケアが確立していないと悲惨

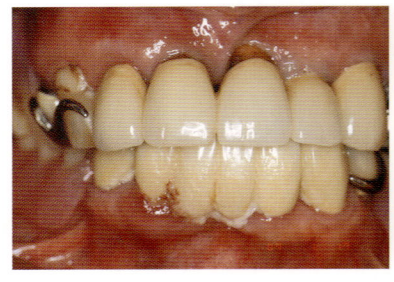

図17　75歳，女性．初診時．ご夫婦2人の生活を切り盛り．まだ老化現象と診断．2007.1

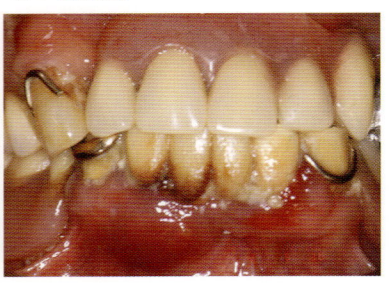

図18　初診から2年後にアルツハイマー病発症．要介護3に．毎日デイケアに通っている．2012.5，80歳

●発症後も体で覚えているブラッシング

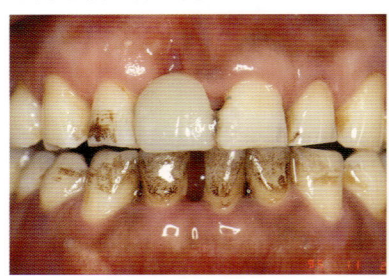

図19　54歳，男性．初診時．噛みしめと歯周病で来院．1995.11

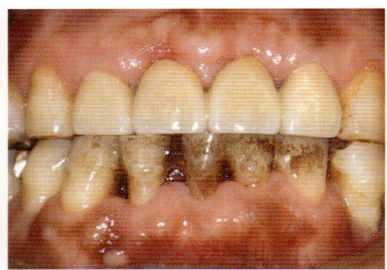

図20　認知症発症前．この1年後，脳梗塞に．2010.1，69歳

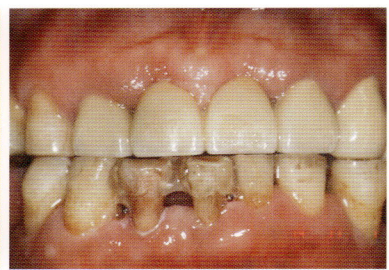

図21　要介護2．自分で磨く．2014.11，73歳

●家族・地域社会を巻き込みながらの対応．その旗手は専門職が連携して

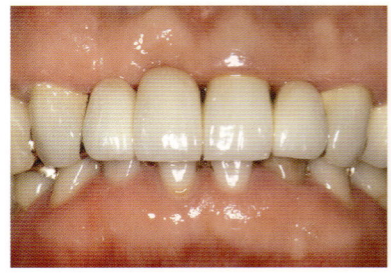

図22　初診時51歳，男性．1年かかった治療の終了時．1984.10，52歳

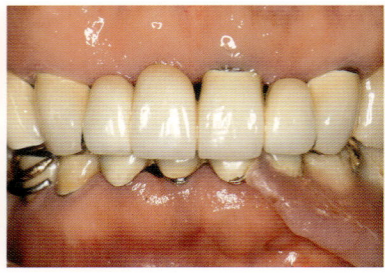

図23　噛みしめが強い．この2年後にアルツハイマー病発症．2007.8，75歳

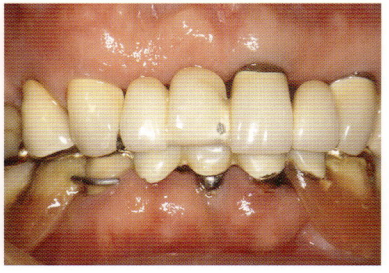

図24　周辺症状が著しいが，自分で磨いている．2014.5，82歳

● 発症前にセルフケアが確立していないと悲惨

　初診は2007年1月．75歳，女性．ご夫婦2人で生活し，家事を切り盛りされていました．
　降圧剤，抗凝固剤などを服用され，唾液も少ないうえに甘いもの好き．歯磨きは1日1回．全歯治療されていますが，これまで指導を受けたことはなかったそうです（図17）．
　PT-INR（プロトロンビン時間）値が高いので，最低限の処置をしながら，毎回，歯ブラシ持参で通院してもらいました．
　2年後，脳梗塞様の症状が出たころに，アルツハイマー病の診断を受けました．発症前にセルフケアが確立していませんので，メインテナンス期間を3カ月と短くしましたが（図18），間に合わず，いまでは月に1回，デイケアの帰りに来院してもらっています．

● 発症後も体で覚えているブラッシング

　初診は1995年11月．54歳，男性．社会福祉協議会勤務．中等度の歯周病に罹患し，噛みしめが激しい方です（図19）．
　2年半ほどで全顎の治療を終了し，その後，定期的にメインテナンスに来院していました．禁煙され，歯磨きも上手になり，噛みしめによる補綴物の脱落や再治療はありましたが，69歳までは大きな問題も起こらず経過していました（図20）．
　それから1年後，軽い脳梗塞を発症され，そのころから短期記憶喪失など認知症の中核症状が出始めました．転倒による骨折で入院し，せん妄がひどくなった時期もありましたが，4，5カ月ごとに，奥様とご一緒にメインテナンスに来院されています．
　磨き癖や，ほとんど支持骨がない下顎前歯など，心配なところもあるのですが，いまでも自分で磨いています．発症前に身体・手が覚え，習慣づいているようです．毎回，ブラッシングをほめられるのを楽しみに，歯科衛生士に会いにきてくださいます．今年，73歳になられました（図21）．

● 家族・地域社会を巻き込みながらの対応．その旗手は専門職が連携して

　初診は1983年2月．51歳，男性．機械関係の技術者でした．1年がかりでブラッシング指導と並行し，全顎治療を行っていきました（図22）．その後は，噛みしめに起因するトラブルで，年に1，2度，健診がてら来院されていました．
　24年がたち，退職して75歳になったころにも，補綴のやり直しはありましたが，よく磨いていて，歯周組織は健康を保っています（図23）．
　この2年後，アルツハイマー病を発症．ますます噛みしめがひどくなり，補綴物のトラブルも増えましたが，来院時には普通に会話ができ，指導にもきちんと応じてくださっていました（図24）．けれども奥様に伺うと，義歯を窓から捨て，隣人が拾ってきてくれたり，夜不眠でうろうろしたりと，周辺症状が出てきたようです．
　歯磨きは自分でできるのですが，生活は，奥様をはじめ地域の支えがないと心配な状態です．最近，摂食嚥下機能にも問題が生じて，誤嚥性肺炎を3回も繰り返しています．家族だけでなく，専門職が連携をとり，支える必要があります．福祉職などとの連携など，新たな視点での対応が必要になってきています．

認知症の症状と特徴

昨今，高齢化が急速に進行し，そのなかで65歳以上の8人に1人，85歳以上の4人に1人が認知症になるとまでいわれるようになりました．認知症も他の生活習慣病と同様にとらえ，対応としての予防・治療・ケアを考えることが必要になっているようです．

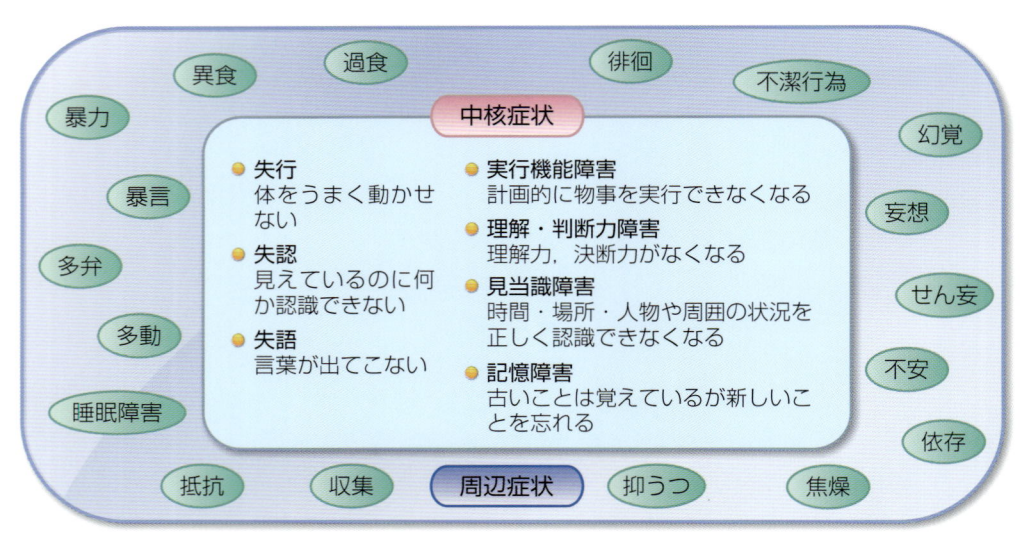

図25 認知症の中核症状と周辺症状
中核症状は認知症に必ず伴う症状で，周辺症状は認知症だからといって必ずみられるわけではない症状．いわゆる「老化現象」との差は中核症状の有無．ここにあげた症状は一部で，個人差も大きい

表1 認知症のタイプと特徴

	アルツハイマー型	脳血管性	レビー小体型	前頭・側頭型
割合	5割	2割	2割	1割
雰囲気	楽観的	悲観的	不安，感情の起伏	焦躁，いらいら
認知症状	もの忘れ，意欲低下	意欲低下	意欲低下，無反応	判断力低下，言葉少な（語義失語）
神経症状	なし	あり（麻痺，歩行困難など）	あり（振戦，筋固縮，小刻み歩行，無動，一歩が出にくい）	なし
病気に伴う症状	もの盗られ妄想，徘徊，暴言・暴力	感情失禁，夜間せん妄，嚥下・構音障害	幻視・幻覚，運動機能低下（パーキンソン症候群）	異常行動，周徊，暴言
能力低下部	側頭葉，前頭葉	前頭葉	後頭葉	前頭葉，側頭葉
経過	徐々に進行	段階状に進行	徐々に進行	緩徐に進行

認知症の患者さんへの対応の基本

① 急がず,患者さんの気持ちに寄り添う.
　・急がずに,穏やかに,患者さんのペースに合わせる.
② 安心を感じさせるようなコミュニケーションと雰囲気.
　・不安がっています.一番支えになるのが安心感.
　　「大丈夫ですよ……」.
　・最初から診療台に座るのでは,不安を高めてしまうかもしれません.
③ 声かけは,正面から優しい表情で.
④ まずは,耳を傾け話を聞く.
⑤ 話しは短く,説得や説明はしない.
⑥ 失敗を責めない.
⑦ 認知症のもの忘れについてよく理解する.「さっき,言ったようにしてください」は通用しない.
⑧ がんばってもできない.

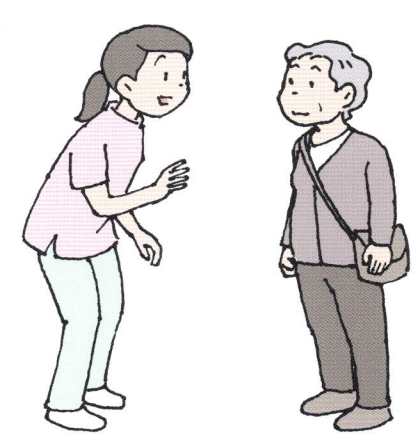

「地域」は「知域」

慢性疾患にとって地域対応は欠かせない要素になりそうです.

私は今,「地域」＝「知域」と考え,活動しています.

都市化が進み,人口が過密になり,時間に追われる生活をしている現代.とかく近すぎる他人を疎外し合ってしまいます.

地域は,地面の地理上の「地域」としてとらえるのではなく,人とのつながりを優先した「知域」としてとらえたほうが,活動しやすいと考えます.

専門職はその「知域」のお節介役としてネットワークをつくり,慢性疾患に対応していけたらと,考えています.

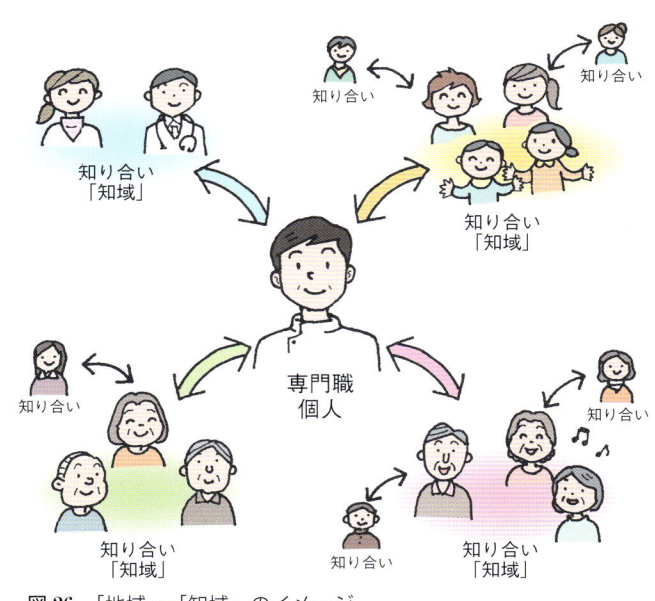

図26　「地域」＝「知域」のイメージ

Ⅴ編　口から全身を診る

（3）口は全身の健康・生きることへ向けて開かれた窓　Case 25

　口は人が最期まで，食べたり，話したり，呼吸したりするための大切な役割をもっています．パーキンソン病を発病した患者さんとのかかわりのなかで，歯科の果たすべき役割，そこで何ができるのか？　どうかかわったら患者さんを支えられるのか？　プロフェッショナルケアとセルフケアのバランスをどうすればよいか？　さらに，歯科医療・ブラッシング指導の可能性など，多くのことを教えていただきました．

●中等度の歯周病に罹患した，とても真面目な患者さん

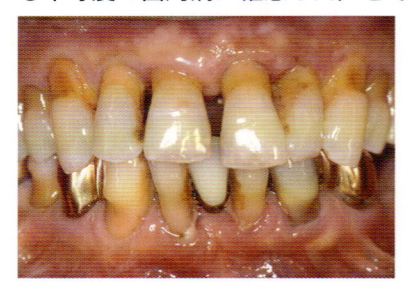

図27　69歳，男性．初診時．1986.2

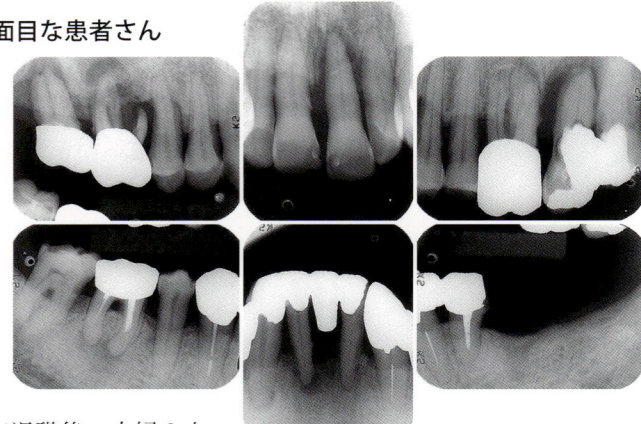

図28　同日のX線写真．1986.2

　初診は1986年2月．69歳，男性．定年退職後，夫婦2人暮らし．下唇の線維腫と前歯の動揺を主訴に来院しました．
　口腔内は中等度の歯周病で，排膿も見られました（図27, 28）．歯磨きは日に1回，夜寝る前．退職後，家にいる時間が多くなってからは，口寂しくなることが多くなり，2時間ごとくらいに甘いものでも辛いものでも何か食べていると，正直に話してくださいました．
　真面目そうな方で，患者さんでもある娘さんに用意してもらったバトラー＃409を持参され，横磨きでていねいに磨いておられました．前歯部を染め出し，ワンポイントで，毛先磨きで簡単にプラークが落とせることを体験してもらい，歯周病の治し方をお話しして次回につなげました．すると，次回来院時にはプラークがほとんど染まらない状態になっていました．

●半年ほどで，きれいに磨けるようになった

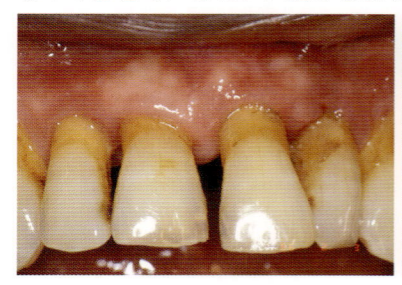

図29　初診時．1986.2

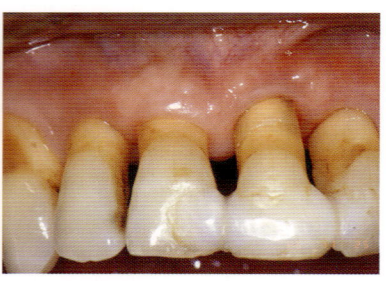

図30　半年後．1986.11

　半年ほどでブラッシングは上達し，歯肉は引き締まったので，動揺歯を固定し，歯周治療を行いました（図30）．患者さんの努力もあり，歯肉は順調に回復していきましたが，甘いものの食べ方などは変わらないようで，歯肉は少し弱々しく見えました（図30）．

●歯肉がちょっとおかしい？　パーキンソン病を発症！

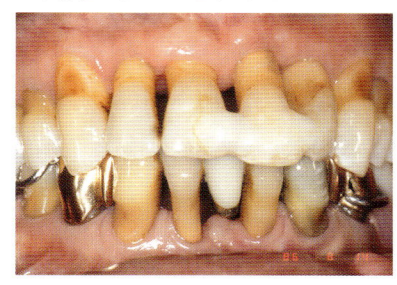

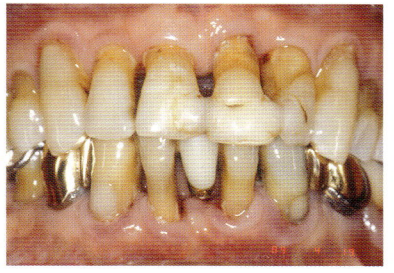

図31　半年で歯肉が整う．1986.8, 69歳

図32　3年後，歯肉から出血が……．1989.4, 72歳

　半年ほどでおおまかなスケーリングが終わり，歯肉は整いました（図31）．その後は指導も追加しながら治療を進め，10カ月ほどで全顎の治療を終えました．メインテナンスに入ってからは，大きなトラブルはありませんでしたが，来院のたびに小さな根面カリエスができていました．ブラッシングは上手なのですが，食べ方のほうはあまり変化していないことが想像できます．

　3年ほどたち，72歳になったときの健診で，プロービング時の歯肉からの出血が気になり（図32），伺いましたが，特にお答えはありませんでした．気になり，奥様にお電話すると，「パーキンソン病になった」とのことでした．

●運動障害で電動歯ブラシを……

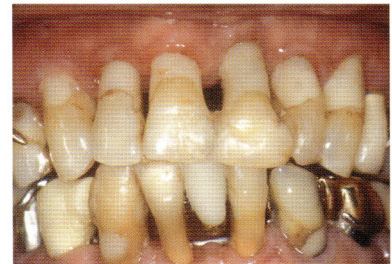

図33　次々と抜髄．1993.10, 76歳

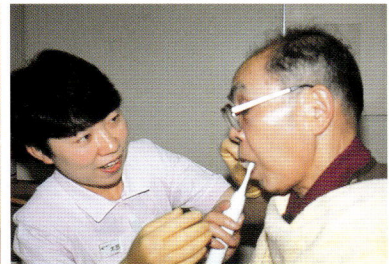

図34, 35　電動歯ブラシを使うことにしたが，トラブルが続き，手用ブラシに戻した．1993.11, 76歳

　歳月とともに病いは進行し，薬が増え，一時は手術入院もされ，手に限らず全身の運動機能も低下していきました．抵抗力も衰え，歯周ポケットの深い部位が腫れたりして，トラブルも続きました．根面カリエスの発生・進行も止まらず，先のことを考えて，患者さんと相談のうえ，そのつど抜髄させてもらいました（図33）．

　手の動きが低下していくので，通院のたび，ブラッシングの確認も欠かせません．左手で歯ブラシを持った右手を支えて磨いたり，患者さんと相談しながら対処法を考えていきました．薬などの影響で，唾液が減少し，むせも始まり，舌体操，唾液腺マッサージなども指導しました．電動歯ブラシも，どれが適当かを探しましたが，手が動かなくなったことを告知することになるので，だれがどう薦めるかに半年ぐらい悩みました．使い始めると（図34），たちまち歯が脱落する，折れるといったトラブルが続出し（図35），患者さんの意向で再び手用の歯ブラシに戻りました．

●姿勢維持も難しくなり，言葉も不自由に……

　その後も次々と新たな問題が生じました．口腔機能の低下はますます進み，食事の姿勢も保てなくなり，お宅に伺って食事の様子を拝見しました．病院の栄養士に相談し，多種の食材を口に入れずに，1種類ずつ咀嚼・嚥下してもらったり，使いやすいスプーンを選択したりするなど，それぞれに対応していきました．こちらも未知のことが多く，いろいろ勉強して確かめなくては対応できず，必死でした（図36）．

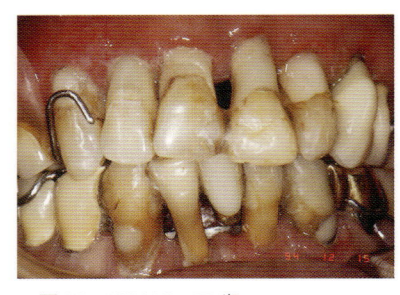

　その後，次々と歯冠が破折し，上顎も義歯になりましたが，79歳のときにはその義歯も前歯部が含まれる大きなものになってしまいました．機能低下はますます進んでいるようです．口輪筋なども弱くなり，体を横にすると口が開いてしまう状態になりました．口の体操をしても追いつきませんが，寡黙に，熱心に取り組まれていました．

　もともと無口な方でしたが，声がかすれ，しゃべりにくくなって，筆談に頼ることが多くなってきました．このころから奥様に，歯磨きを少し援助してもらい始めました．

図36 1994.12，77歳

●転んでも，歩いて健診に来院

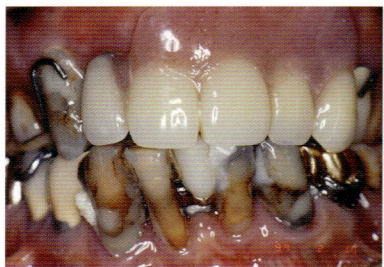

図37 自分で磨く．1997.2，80歳 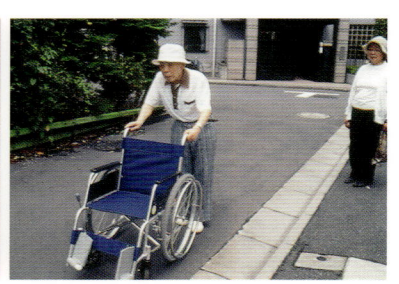　　**図38** 車いすを押して来院．1997.7，80歳

　2，3カ月ごとにメインテナンスに来院してもらっていましたが，口腔内はだんだんとプラークが増え，汚れが目立ってきました（図37）．そこで，80歳になってからは，毎月，来院してもらうようになりました．「夫婦2人で予約の日を忘れるので，電話してください」とおっしゃり，前日に連絡するようにしました．言われるまで気がつかなかったことでした．

　目が見えにくくなったり，手足が思うように動かなくなる，もの覚えも悪くなる，そのような老化に伴うさまざまなことを，このご夫婦から教えていただきました．

　来院時は，転ばないよう車いすを押して，歩いてこられます（図38）．道路工事のケーブルにつまずいて転び，顔にけがをして来院されたこともあります．雪の日にも，早い時間から靴をはいて準備されてもいたようです．何としてでも歩いて来院し，ブラッシングを見てもらいたかったようです．

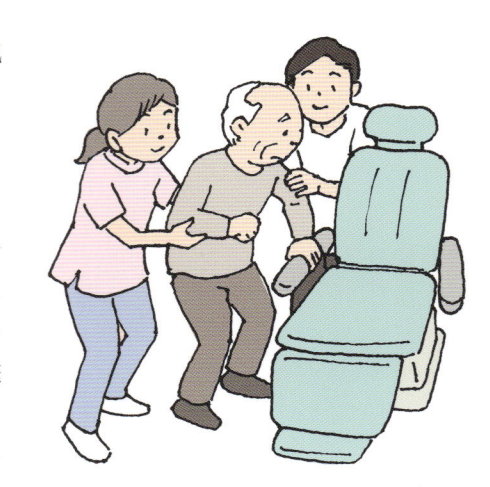

●最後まで口から食べられた

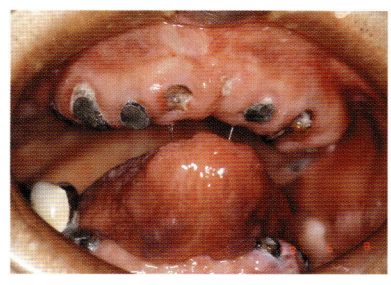

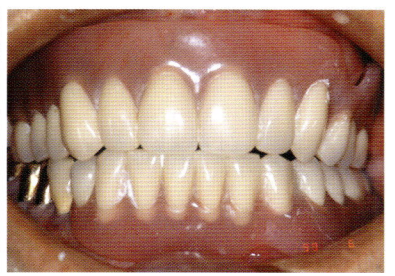

図39　まだ指導は続く 1999.6, 82歳　　図40　義歯で食べる. 1999.6

　81歳のときには入院もされましたが, 82歳になり, 歩いての来院は続きました. 電動歯ブラシを使い始めたころから, セルフケアに熱心に取り組んでいる患者さんの邪魔をしないよう, プロフェッショナルケアとしてデブライドメントやスケーリングをひそかに, バランスを考えながらやってきました. どんな形であれ, セルフケアをベースにしたかったからです. ほとんど歯冠がなくなってしまっても, それは変わりませんでした. 来院されると, まず歯科衛生士と一緒にブラッシングを確認する. その後, 必要な処置をし, プロフェッショナルケアをひそかに行う. まやかしで, きっと患者さんもわかっていたとは思いますが, そんな形をとり続けました（図39, 40）.

　残念でしたが, この半年後, お亡くなりになりました.

●「まだ動ける！　生きられる！」. それを確かめに診療室へ
　葬儀が終わり, 歯科衛生士とお線香をあげに伺い, 奥様からいろいろなお話をお聞きできました.
　「最後まで, 口から食べることができました」. そのために誤嚥性肺炎を起こし, 亡くなったのかもしれません. でも, 「食べることではあまり苦労しなかった」ともおっしゃいました. 「歯磨き, 熱心に通ってくださいましたね」と言うと, 「あれは, 歩いて行って, 歯磨きを見せて, おそらく, 自分のなかで『まだ, 動ける！　生きられる！』と確認していたのでしょう」と, 目頭が熱くなるようなお話しを伺うことができました.
　多くのことを教えてもらった, 患者さんとのかかわりでした.

●教えてもらったこと
① だんだん悪くなっていく患者さんとのかかわり方.
② あくまでもその患者さんのできるセルフケアをベースにおく.
③ セルフケアの自立度はさまざま.
④ セルフケアとプロフェッショナルケアのバランスをとる.
⑤ プロフェッショナルケアはあくまでも個別対応で.
⑥ 老化・機能低下に気を配る. 無理なアンチエイジングは目ざさない.
⑦ ケアを的確にするために, 患者さんのほうを向き続ける.
⑧ ケアを効果的にするために, パブリックケアがもっと必要.

あとがき

　いままでにおよそ5,000人の患者さんとかかわってきました．それらの患者さん一人ひとりから，実に多くのことを教わり，医院は育てられてきました．今回，そのなかから，私自身が歯科医療に携わっていくうえで大切なことに気づかされ，医院のターニングポイントとなった25人の患者さんに代表として登場してもらい，教えていただいたことを綴ってみました．

　もちろん，歯科衛生士をはじめ多くのスタッフからも，いろいろなことを教えてもらいました．そういう意味で私たちは，ともに学び，育ち，育てられてきたのだと思います．患者さんにもスタッフにもそれぞれの生活があり，それぞれの考えがありますが，「健康」という一つの目標を追求していくことを通して，ともに響き合いながら医院は育まれ，継続してきました．

　ある画家の患者さんから，「私は絵を描くことを通して自分を高めています．先生がたは歯を通して自分を高めていますね」と言われたことがあります．全く，そのとおりだと思います．私たち歯科医療に携わる者は，頭の中では，人間，生活，文化，社会といった大きなことも考えながら，指先ではミクロの仕事をこつこつとこなしています．歯科臨床とは，このアンバランスさを形にすることであり，そこに楽しさも，喜びも，苦しさもあるのでしょう．こうして患者さんやスタッフと向き合うだけでなく，自分自身とも向き合うことが，自分を高めることにつながるように思えます．

　本書は，この私的な経験を自分だけのものにしておかず，次の時代を担っていかれる歯科医療人にもぜひ伝えたいという思いから，一冊にまとめました．ともに響き合えた患者さん，いままでかかわってくれたスタッフの一人ひとりに，深く感謝いたします．ありがとうございました．

　さらに，本書でもご協力をいただきました東京歯科大学名誉教授・下野正基先生には，長いおつきあいのなかで，日々の臨床のベースとなる病理学の基本を教えていただきました．それも，単なる学問の手ほどきでなく，病態が悪化するにも改善するにもそれぞれ科学的な根拠があり，臨床経験におぼれることなく，その根拠を念頭において日々患者さんを診る大切さ，単なる職人としての歯科医でなく，考える歯科医になることの重要性を教えていただきました．ここに，深く感謝申し上げます．

　2015年4月

　　　　　　　　　　　　　　　　　　　　　　　　　　　三上直一郎

【著者略歴】
三　上　直一郎
　　　1974年　　東京歯科大学卒業
　　　　　　　　横浜市・タケスエ歯科医院勤務
　　　1978年　　東京都東村山市に開業
　　　　　　　　（ミカミ歯科医院）

口を診る・生活を読む　　　　　ISBN978-4-263-44437-5
2015年4月25日　第1版第1刷発行

　　　　　　　　　　　　　著　者　三　上　直一郎
　　　　　　　　　　　　発行者　大　畑　秀　穂
　　　　　　　　　　発行所　医歯薬出版株式会社
　　　　　　　〒113-8612　東京都文京区本駒込1-7-10
　　　　　　　TEL. (03)5395-7638(編集)・7630(販売)
　　　　　　　FAX. (03)5395-7639(編集)・7633(販売)
　　　　　　　　　　　　　　　　　http://www.ishiyaku.co.jp/
　　　　　　　　　　　　　　　　　郵便振替番号 00190-5-13816

乱丁，落丁の際はお取り替えいたします　　印刷・三報社印刷／製本・愛千製本所
© Ishiyaku Publishers, Inc., 2015. Printed in Japan

本書の複製権・翻訳権・翻案権・上映権・譲渡権・貸与権・公衆送信権（送信可能化権を含む）・口述権は，医歯薬出版(株)が保有します．
本書を無断で複製する行為（コピー，スキャン，デジタルデータ化など）は，「私的使用のための複製」などの著作権法上の限られた例外を除き禁じられています．また私的使用に該当する場合であっても，請負業者等の第三者に依頼し上記の行為を行うことは違法となります．

JCOPY ＜（社）出版者著作権管理機構　委託出版物＞
本書をコピーやスキャン等により複製される場合は，そのつど事前に（社）出版者著作権管理機構（電話03-3513-6969，FAX 03-3513-6979，e-mail：info@jcopy.or.jp）の許諾を得てください．